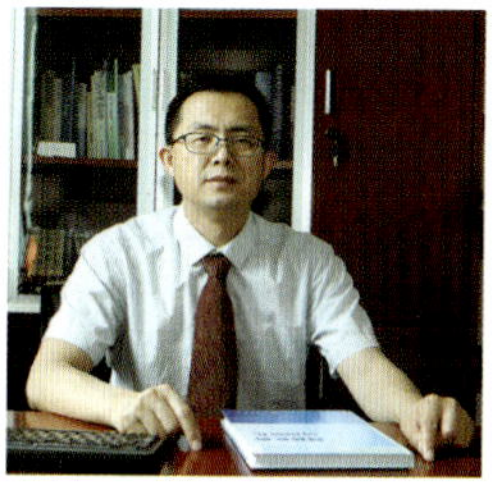

王永军，男，医学博士，博士后，主任医师，硕士研究生导师，博士后合作导师，深圳市康宁医院临床精神病学研究室主任，精神分裂症诊疗研究团队学科带头人，老年科主任；中国老年医学会认知障碍分会总干事兼常委，广东省精准医学会应用学会阿尔茨海默病分会副会长，深圳市老年医学会副会长；《Frontiers in Psychiatry》《Frontiers in Neurology》《Current Opinion in Psychiatry》编委。主要从事抑郁症病和老年痴呆因病理机制研究，主持广东省自然基金、广东省医学科研基金、天津市重点攻关项目、天津市卫健委科技重点项目各 1 项，参与国自然、国家科技部重点计划、973 等相关科研项目 10 余项；发表学术论文 40 余篇，其中 SCI 论文 24 篇（F1000 收录 1 篇，领跑者 5000 收录 1 篇）。

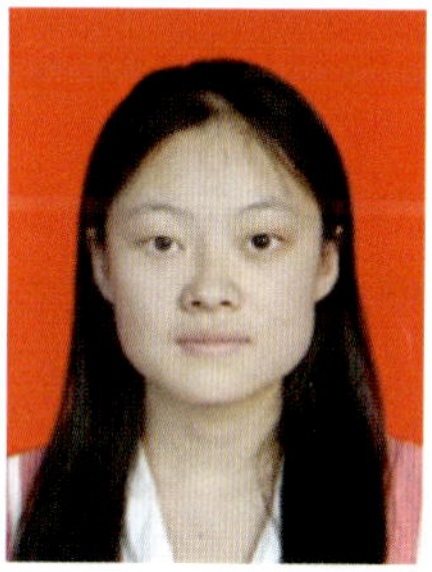

邵园，女，精神卫生专业医学硕士，主治医师，深圳市康宁医院老年精神科认知病区医师，中国老年医学学会认知障碍分会（ACDC）委员，中国老年医学学会精神医学与心理健康分会委员，广东省精准医学应用学会阿尔茨海默病分会委员。擅长老年认知障碍、老年焦虑、抑郁、精神分裂症的诊断与治疗。参与多项研究课题，以第一作者发表 SCI 论文 3 篇，中文论文数篇。

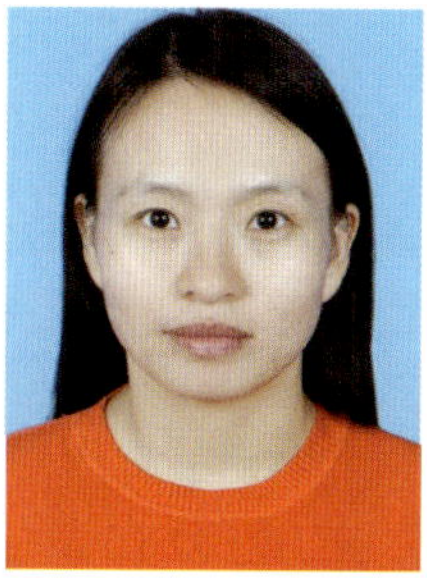

刘风兰，女，硕士研究生，副主任护师，深圳市康宁医院慢性康复科二区护士长，广东省护士协会精神科分会常委，深圳大学医学院精神科护理学兼职教师，中国老年医学学会认知障碍分会委员，从事护理工作 23 年，其中精神科、老年科护理 9 年，具有丰富的老年服务与管理、认知障碍预防、非药物治疗和照护方面知识及实践经验，参与相关科研项目 2 项，发表学术论文 6 篇。

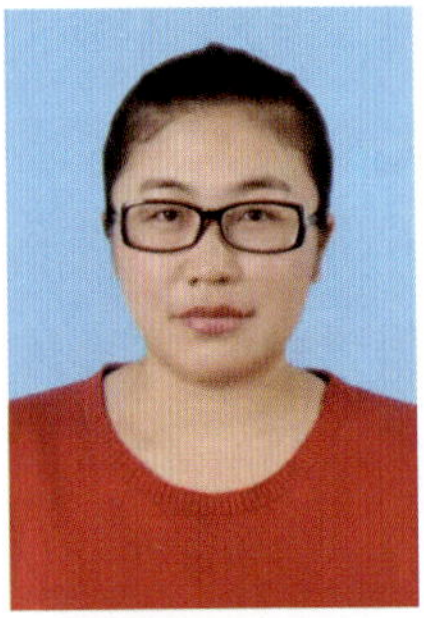

刘静静，女，大学本科，主管护师，深圳市康宁医院老年精神科认知病区护士长，广东省护理学会教育护士，广东省护士协会精神科护士分会常委，中国老年医学学会认知障碍分会第二届委员会委员。

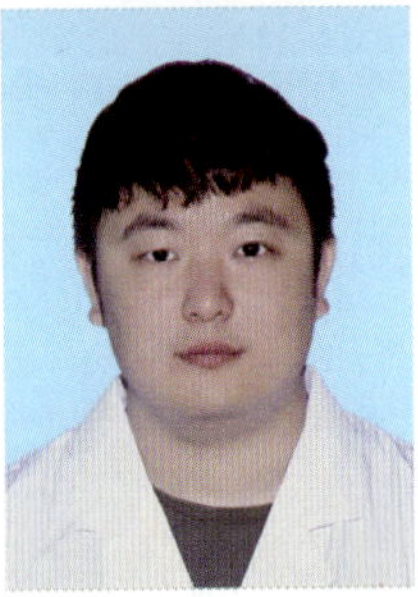

韩旺萍，男，大学本科，主管护师，深圳市康宁医院老年精神科认知病区护理组长，精神专科护士、老年专科护士，广东省护士协会精神科分会常委，从事精神科护理工作10年。

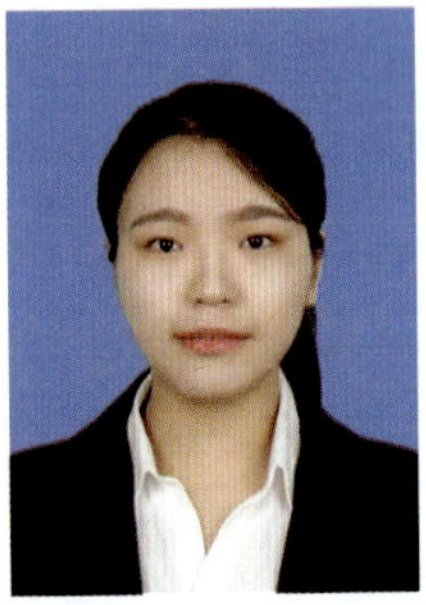

任青卓，女，硕士研究生，护师，深圳市康宁医院/深圳市精神卫生中心护理研究室专职研究员，广东省护士协会精神科护士分会委员，主要研究方向是老年护理，参与和主持完成课题3项，发表学术论文12篇。

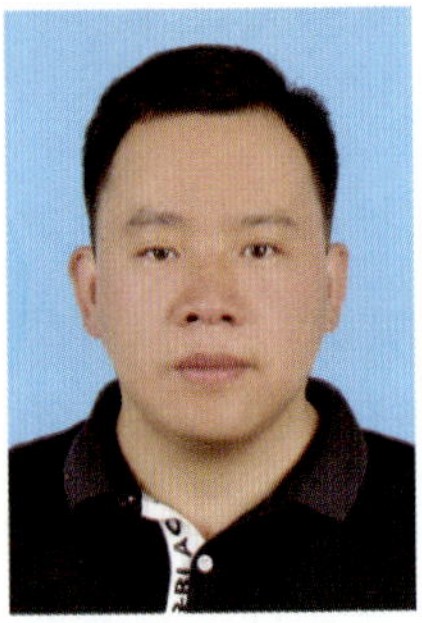

王国君，男，医学博士，博士后，助理研究员，深圳市康宁医院老年精神科认知病区专职科研人员，深圳市老年人心理关爱项目执行办公室骨干，深圳市医院管理者协会医院公共卫生与健康促进专业委员会委员。一直从事老年人精神与心理相关问题、自杀的研究，现任SCI期刊《BMC Public health》《Geriatrics & Gerontology International》审稿人。在《Psychological Medicine》《Aust N Z J Psychiatry》《BMJ Open》等杂志发表SCI论文10篇。

前言

随着社会老龄化的不断加快，痴呆成为影响老年人身心健康的一种重要疾病，也成为困扰家庭的因素和社会前进的阻力，是影响国家和社会发展的重要疾病之一。由于我国社会背景复杂、年轻人工作任务繁重，对于老年期痴呆患者的照护以家庭照护为主导，社区支持严重不足，机构照护不容乐观，与发达国家相比仍存在很大差距。因此，借助发达国家的经验，我国应为痴呆患者家庭照护者提供直接支持，加速培养老年护理专门人才，加快相关社会服务保障体系的建立和完善。

近年来，虽然老年期痴呆在我国越来越受关注，老年期痴呆照护服务工作不断取得新进展，但仍存在专项政策制度不完善、专业照护服务供给不足、社会知晓率偏低、家庭照护经济负担沉重等问题。

经初步估算，目前我国共有痴呆患者约 1 500 万人。调查显示，我国约有 36.5% 的痴呆患者完全依赖照护，38.2% 的患者部分依赖他人照护。同时，我国每 1 万人中护理人员不足 20 人。北京市养老机构中，90% 以上的护理人员学历为高中以下，80% 为 40 岁以上护理员。

据统计，约 61% 的痴呆患者家属希望能获得专业的照护服务或心理支持，约 78.4% 的照护者社会交往受到严重影响，约 75% 的照护者希望从目前的生活状态中摆脱出来，约 68% 的照护者睡眠不足。

因此，提供适宜的照料管理理念和技术指导，不仅可以延缓痴呆患者的病情进展，改善其生活质量，还可以减轻照料者的负担。对照料者或护理人员进行培训和知识教育，可能会对痴呆患者的行为和生活产生积极的影响，也是响应国家“健康老龄化，预防脑衰老，保持脑健康”的战略需求。

本书共分4章，系统介绍了认知功能障碍不同阶段的预防、识别及干预技巧，同时也对照护者及其家属的心理调适提供了技术指导。在本书编写过程中，在深圳市卫健委老龄处、深圳市康宁医院的大力支持下，编写团队所有成员尽心竭力，遵循循证规范，获取最佳证据，凝聚成本书的终稿。在此对各位的付出致以诚挚的感谢。同时，由于时间紧迫，书中不足之处，欢迎各界人士批评指正。

王永军

2021年10月

目 录

第一章　总论

一、我国痴呆患者的现状

我国目前正处于从快速老龄化到极速老龄化过渡的时期。2010 年 11 月第六次人口普查结果显示，我国有 1.78 亿 60 岁以上的老年人口，占总人口的 13.26%。经过 10 年的发展，2020 年 11 月我国第七次人口普查结果显示，60 岁及以上人口为 2.64 亿，占 18.70%，其中 65 岁及以上人口近 1.91 亿，占 13.50%。世界卫生组织在 2018 年发布的数据显示，2015—2050 年，全球 60 岁以上老年人的比例将从 12% 增长到 22%。

痴呆已成为影响老年人身心健康重要疾病之一。2020 年发表在《柳叶刀 · 公共卫生》上的一项全国性横断面研究显示，中国 60 岁及以上人群有 1 507 万痴呆患者，其中阿尔茨海默病性痴呆 983 万人，血管性痴呆 392 万人，其他痴呆 132 万人。另估算，中国 60 岁以上轻度认知障碍（mild cognitive impairment，MCI）的患病率为 15.5%，患者数达 3 877 万人。痴呆病程长，致残率高，晚期患者将丧失独立生活能力，完全需要他人照顾，给社会和家庭带来了沉重的负担。据统计，我国每个痴呆患者每年的花费近 14 万元。因此痴呆引起了社会和政府的极大关注。

但是，痴呆是一种病因病理机制复杂的多因素疾病。目前还存在诸多的问题需要解决。由于病理机制不明确，诊断缺乏特异性的生物学标记物，治疗也是对症性的干预，缺乏特异性治疗手段，老百姓对痴呆的了解认识不够，在早期出现症状时不能及时就诊，只有出现严重问题时才就诊，此时即使明确诊断，也为时已晚。据统计，中国老年人痴呆的就诊率不到 10%。未及时就诊的原因中，有 35.6% 的患者认为记忆力下降是老人自然衰老的过程，没有必要治疗。另外，医生的识别率不到 7%。即使在确诊的痴呆个体里，也只有不到 7% 的患者使用药物，大部分患者并未使用抗痴呆药物。

总的来说，目前我国痴呆现状存在“一高三低”现象：发病率高，就诊率低，诊断率低，治疗率低。正是由于这种现象，我们需要向大众普及痴呆相关知识，宣教痴呆照护技巧。这将对我国应对人口老龄化产生很大的积极作用。

二、痴呆患者的治疗和预防

一旦诊断痴呆，应立即进行全方位治疗。药物治疗首当其冲。服用抗痴呆药物的患者，病情进展明显减缓，其精神病性症状、睡眠、情绪等各方面都可得到改善，可减轻照料者的负担。然而，在痴呆的药物治疗过程中存在很大的困难。63.71% 的患者因为治疗效果不明显而停药，38.61% 的患者由于药物副作用太明显不能坚持服用。这就提示痴呆药物治疗过程中也需要护理的介入。

正是这种治疗上的困难，使得痴呆的预防和照护尤为重要。《柳叶刀》国际痴呆症预防、干预和护理委员会公布，全球超过 1/3 的痴呆症病例，可通过干预危险因素的方式得到预防，并提出“痴呆的照护首先是加强预防”。对干预过程进行模拟发现，采用公共卫生预防策略，可以使未来 10 年的痴呆发病率下降 30%，或者尽量使 AD 的发病延迟，即推迟 5 年或 10 年。12 条预防建议中多数与护理关系密切，如中年保持健康的血压、胆固醇和血糖水平，不吸烟、避免有害饮酒；晚年经常锻炼、控制体重、健康饮食等。

除了以上关注点外，痴呆患者生活质量的高低和生存时间的长短与照护有密切关系。但现实生活中，照护面临着很多困难。照料痴呆患者，不能用对待成年人的方法去做，我们应该像照顾孩子一样，要“以人为本”，应该坚持“三不”原则，即不解释、不纠正、不对抗。也就是说，在照护过程中，不要给老人过多的解释、过多的纠正，更不要和老人对抗，要顺势引导。只有这样，才能让老人逐渐信任和依赖照料者，后续才能更顺利地照顾痴呆患者。本书将重点介绍痴呆的照护技巧，希望能给大家带来更多的收获。

三、痴呆患者的照护需求

痴呆是一种缓慢进展的神经退行性疾病，绝大部分患者的病情会日益加重，需要他人照顾。根据中国老年保健协会阿尔茨海默病分会（ADC）组织的一项有关调查，在中国，超过 70% 的患者都需要依赖别人照顾，其中又有约 36% 的患者是失能的。调查进一步显示，约 24.78% 的痴呆患者为配偶照顾，18.15% 为子女照顾。这项照护重任，一部分落在了子女或配偶身上。而在大城市，子女多忙于工作，社区、养老院、专业照护机构成了痴呆患者照护的主战场。61.43% 的照料者希望可以有更多的机构来为患者提供专业的照护服务。由此可见，痴呆照护需要大量的人力物力资源，对专业人员的照护需求也非常高。

然而，目前我国的照料者普遍缺乏相关照护技巧。他们面对一场漫长的、对身心而言都是艰巨挑战的陪护之路，需要极大的耐心与包容。照料者的社交生活和睡眠作息都会受到严重影响，有一半以上的照护者都希望能从当前的生活状态中摆脱出来。或许对于照料者来说，身体上的疲倦尚能克服，但精神上的压力却只会与日俱增。因此，为照料者提供有关知识的培训和指导就显得十分重要。如果能使照料者掌握各种突发事件的技巧（如预防走失，或当患者出现幻觉、猜疑、攻击等精神行为异常时），保护好自己和患者，将明显改善患者和照料者的生活质量。

另一方面，应该为照料者提供有效的心理干预，约 61.43% 的照料者希望从正规的渠道或平台获得心理支持。应该引导照料者有勇气表达自己的情绪，并及时寻求帮助。鼓励照料者用各种方式释放和排解与繁重照料任务相关的压力及负面情绪。照料者可加入痴呆照料者联盟、家属联谊会等，定期参加活动，交流各自的经历、难题及解决方法等，寻找同伴之间的支持和帮助，必要时寻求心理医师的帮助。

四、我国痴呆照护现状

目前主流推荐“以人为中心（person-centered care，PCC）”的照护理念。但是我国社区、家庭，甚至专业照护人员对该理念尚不清楚，痴呆照护存在很多困难。主要表现有以下几个方面：①机构配置少。我国大多数省市缺乏专业的痴呆照护机构，现有的养老机构配置不健全，无法实施 PCC 模式。②缺乏专业的照护人员。目前患者的直接照护人员大多为非专业医护人员，缺乏医学背景，无法掌握痴呆照护理论。③缺乏能对照护人员进行培训的团队和专家。④缺乏良好的社会文化环境。我国居民普遍缺乏痴呆照护的相关知识，很多人对痴呆患者存有偏见。

良好的痴呆照护可以改善痴呆症状的发展轨迹以及家庭的应对能力，从而改变痴呆病程。但是目前我国社会和医疗行业对痴呆照护重视不够，照料机构明显存在供求不足，护理的专业化程度远远不够，PCC 照护理念的推广存在很大困难，护理人员需要更广泛、更专业化的指导。因此，出版关于痴呆患者社区的照护指导类图书势在必行。

本书将重点介绍社区和居家痴呆患者的照护原则和技巧，其中也涉及痴呆的诊断和评估，希望能对大家有所帮助，更希望在我们的共同努力下，逐步提高大众对痴呆的认识，让老人有一个更加安静祥和的晚年，也为我国健康老龄化贡献自己的一份力量。

（王永军）

参考文献

[1] Jia L, Du Y, Chu L, et al. Prevalence, risk factors, and management of dementia and mild cognitive impairment in adults aged 60 years or older in China: a cross-sectional study. The Lancet Public health, 2020, 5: e661-e671.
[2] 谢其鑫 . 阿尔茨海默疾病经济负担及承担主体职责研究 . 北京中医药大学 , 2019.
[3] 贾建平 , 李妍 . 中国痴呆的现状和未来 . 中华神经科杂志 , 2020: 81-84.
[4] 中国老年保健协会阿尔茨海默病分会 , 2019 中国阿尔茨海默病患者家庭生存状况调研报告 , 2020: 1.
[5] Orgeta V, Mukadam N, Sommerlad A, et al. The Lancet Commission on Dementia Prevention, Intervention, and Care: a call for action. In J Psychol Med, 2019, 36: 85-88.
[6] 罗桢蓝 , 陈慧 . 痴呆患者以人为中心的照护模式的研究进展 . 中国实用护理杂志 , 2020, 36: 1348-1352.
[7] 付文宁 , 刘巧燕 , 柴云 , 等 . 国内老年痴呆护理研究进展 . 中国社会医学杂志 , 2015, 32（05）: 393-395.
[8] 谭宁 . 中国痴呆患者的养老困境及对策 . 中国老年学杂志 , 2017, 37（12）: 3092-3093.
[9] 张曙 , 陈雪萍 . 痴呆患者的照护现状 . 中国老年学杂志 , 2013, 33（24）: 6328-6330.
[10] 吴仕英 , 董碧蓉 , 丁光明 , 等 . 成都市养老机构对老年性痴呆的接收和照护现状 . 现代预防医学 , 2011, 38（3）: 482-484.
[11] 李红 , 柯淑芬 , 郑剑煌 , 等 . 福建省养老机构老年痴呆患者治疗性环境状况及其影响因素研究 . 中华护理杂志 , 2015, 50（5）: 526-531.

第二章　轻度认知障碍患者的综合照护

轻度认知障碍（mild cognitive impairment，MCI）作为阿尔茨海默病的前临床阶段，其认知功能损害程度较正常老化严重，虽然初期多表现为轻度的记忆障碍，但在几年内将逐渐发展为严重认知损害和功能性障碍。鉴于 MCI 与阿尔茨海默病、正常认知之间的进展和逆转关系，且多数研究已证实了 MCI 人群认知管理的获益性，包括各种认知域的功能改善、阿尔茨海默病病程的延迟、医疗费用的节约及生命质量的提高。MCI 阶段的预防、筛查评估、干预与管理为阿尔茨海默病的防治提供了一个最佳“干预窗口期”，使痴呆的防治关口前移，因此，对 MCI 作为痴呆前期进行早期预防干预管理具有重要意义。

MCI 进展到痴呆病例引入

李奶奶，75 岁，小学文化，有高脂血症 20 余年。因“渐起记忆力下降 6 年，加重伴行为紊乱 1 年余”入院。患者 6 年前无明显诱因出现记忆力下降，主要表现为总是忘记身份证、医保卡放在哪里，但是能够清楚回忆既往的事情，能够正常吃饭、洗澡、穿衣，能够如常做饭、外出，曾在某综合医院神经内科就诊，行颅脑 CT 示脑萎缩，考虑“轻度认知障碍”。家人认为是患者年老的正常表现，未予重视。上诉症状进行性缓慢加重，出现 2~3 次出门找不到回家的路的情况，住院治疗诊断“轻度老年痴呆症，高脂血症”，予“多奈哌齐片”治疗后症状无明显缓解。1 年前病情加重，开始认不出家里人，认不出镜子里面的自己。不知道自己在哪里，上厕所、穿衣服、洗澡需要别人帮忙，有时会无故破坏马桶、拖把、风扇、灯管等，晚上不睡觉，家人进去房间就觉得有人偷自己东西，看到房间里的灯亮着，就说要着火了。患者行为紊乱，无法管理，故在精神专科住院治疗，完善 PET、CT 等检查，诊断“阿尔茨海默病性痴呆”，服用“美金刚 10 mg，qd；艾地苯醌及银杏叶滴丸”治疗，服药治疗后效果欠佳，逐渐出现难以理解别人言语内容的现象，言语重复，刻板行为明显，不停摸东西，无法独立行走，随地大小便等，生活完全需要专人照料。

第一节　轻度认知障碍概述

一、定义及分型

认知障碍的发生是一个连续的过程，从年龄相关的认知能力下降开始，过渡到轻度认知障碍，20% 以痴呆为结局。根据美国精神病协会的《精神障碍诊断与统计手册（第五版）》（DSM−5），痴呆的定义是：一个或多个认知领域的衰退，干扰人在日常活动中的独立性，6 个认知领域包括复杂注意力，执行功能，学习和记忆，语言、知觉运动功能和社交认知。MCI 与痴呆的区别在于认知损伤程度不足以影响日常功能。MCI 患者的记忆力或其他认知功能进行性减退，但不影响日常生活能力，且未达到痴呆的诊断标准。

MCI 分为遗忘型 MCI（amnestic MCI，aMCI）和非遗忘型 MCI（Non-amnestic MCI naMCI）。根据是否存在记忆障碍为主要特点，将遗忘型 MCI 分为：①单认知领域遗忘型 MCI（single domain amnestic MCI，sd-MCI），即只有记忆领域存在障碍。②多认知领域遗忘型 MCI（multi-domain amnestic MCI，md-aMCI），即不仅存在记忆障碍并且其他认知域也有障碍。根据是否仅存在记忆认知域受损，将非遗忘型 MCI（non-amnestic MCI，naMCI）分为：①单认知领域非遗忘型 MCI（single domain non-amnestic MCI，sd-naMCI），即无记忆障碍但是有一个非记忆认知域（视觉空间、语言、执行功能等）的功能受损。②多认知域非遗忘型 MCI（multi-domain non-amnestic MCI，md-naMCI），即无记忆障碍但是有多个非记忆认知域（视觉空间、语言、执行功能等）的功能受损。这种分类与潜在的病因、病理、临床表现及预后相关，如影响域数量的多少对理解大脑潜在的病理疾病的严重程度以及发展为痴呆的可能性相当重要。而且 MCI 的预后是不稳定的、异质的。不同的亚型 MCI 转变也非全然相同，有的亚型持续稳定，有的则发展为痴呆，还有的变为正常。相比之下，aMCI 发展为 AD 的风险更高。

二、诊断标准与流程

目前国内外 MCI 的诊断标准尚不统一。最早由美国著名精神科专家 Petersen 等在 1996 年提出，后考虑到存在不同的 MCI 亚型，所以在 2001 年和 2004 年对这一诊断标准进行了修正。其 MCI 的定义及诊断标准较为完整和准确，具有较强的操作性，被国内外研究学者广泛使用。具体包括：①有记忆障碍的主诉，有知情者证实；②与年龄和教育程度不相符的记忆损害，临床记忆量表低于同年龄和受教育程度常模 1.5 个标准差；③认知功能基本正常，简明智力状态检查（MMSE）≥ 24 分，临床痴呆量表得分（CDR）=0.5 分；④日常生活活动能力正常，日常生活活动量表（Instrumental Activities of Daily Living Scale，IADL）≤ 26 分；⑤不符合 ICD-10 痴呆诊断标准。

目前，被临床广泛使用的为 DSM- Ⅳ的 MCI 诊断标准。

美国精神病学会的精神障碍诊断和统计手册第四修订版（Diagnostic and Statistical Manual of Mental Disorders，4th ed，DSM- Ⅳ）具体标准包括：①主观记忆力减退持续 2 周以上；②量表、体格或实验室检查有轻度认知功能障碍的表现；③神经心理测验结果显示有认知功能的下降；④日常生活能力降低，病程大于 3 个月；⑤达不到痴呆的诊断标准。

MCI 诊断流程如下（图 2-1）：

（1）依据患者的认知功能和生活能力，根据 MCI 的诊断标准做出是否 MCI 的诊断。

（2）如果是 MCI，结合认知评估结果，根据损害的认知域对患者进行初步分类，如单域遗忘型、多域遗忘型 MCI 和多域非遗忘型 MCI，揭示出患者的认知损害类型特征。如果目前尚不满足 MCI 诊断，建议随访，在 6 个月后或认知功能出现明显改变时再行认知功能检查。

（3）结合 MCI 的起病和发展情况、认知损害特征，有或无神经系统原发疾病、精神疾病（或应激事件）或系统性疾病的病史和体征以及必要的辅助检查，做出 MCI 的病因学诊断。

（4）对于目前诊断 MCI 的患者至少随访 1 年，以进一步明确诊断。

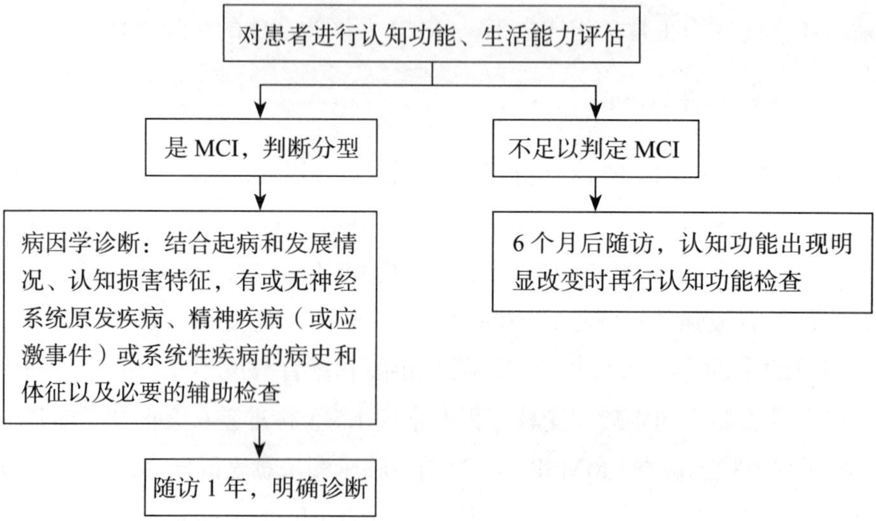

图 2-1　MCI 诊断流程

三、流行病学现状及特征

由于目前研究所采用的 MCI 定义、诊断标准、地域、调查方法、样本来源等的不同，报告 MCI 的患病率在时间、地域和人群间分布并不统一。

已有研究发现，MCI 患者每年以 10%~15% 的速度发展为老年痴呆，是正常老年人发生老年痴呆的 3~10 倍。也有研究结果认为 65 岁及以上老年人 MCI 患病率为 15%，有 10%~15% 的患者在 1 年内、40% 的患者在 2 年内、20%~53% 的患者在 3 年内、55% 的患者在 4~5 年会发展为老年痴呆，也有报道称 60.5%~100% 的 MCI 患者会在 5~10 年转化为老年痴呆。在随访 2 年的≥ 65 岁 MCI 患者中，累积痴呆发病率为 14.9%。MCI 发展为老年痴呆的概率是正常人群的 10 倍，MCI 人群每年向痴呆的转化率为 10%~15%，相比较而言，认知功能正常的老年人每年发生 AD 的比例仅为 0.8%。一项系统的研究发现，32% 的 MCI 患者在 5 年内出现痴呆。

美国预防医学工作组声明中认知障碍的流行病学现状报告了在 59 项研究中，参与者的平均年龄为 68~95 岁，痴呆的患病率为 1%~47%，MCI 的患病率为 10%~52%，其中 22 项研究中报道了参与者的教育水平，教育年限为 5~16 年。美国预防医学工作组声明中，“认知障碍”包括 MCI 和轻中度痴呆，最有可能通过筛查而发现。

各年龄段 MCI 患病率特征：2018 年美国神经病学学会（AAN）在 *Neurology* 杂志上对轻度认知障碍指南进行了更新，指南纳入基于高质量研究的荟萃分析显示轻度认知障碍患病率为：60~64 岁年龄段 MCI 患病率为 6.7%（95% 置信区间 3.4%~12.7%），65~69 岁年龄段 MCI 患病率为 8.4%（95% 置信区间 5.2%~13.4%），70~74 岁年龄段 MCI 患病率为 10.1%（95% 置信区间 7.5%~13.5%），75~79 岁年龄段 MCI 患病率为 14.8%（95% 置信区间 10.1%~21.1%），80~84 岁年龄段 MCI 患病率为 25.2%（95% 置信区间 16.5%~36.5%）。

我国一项共计全国 46 011 名老年人参与的大样本调查结果显示：在我国老年人群中 MCI 患病率为 15.5%（95% 可信区间为 15.2%~15.9%），意味着我国有接近 3 877 万名老年人患轻度认知障碍。研究发现，60~69 岁 MCI 患病率为 11.9%（95% 可信区间为 11.5~12.3%），70~79 岁 MCI 患病率为 19.3%（95% 可信区间为 18.6%~20.0%），80~89 岁 MCI 患病率为 24.4%（95% 可信区间为 23.2%~25.9%），90 岁及以上的老年人患病率高达 33.1%（29.2%~37.2%）。

MCI 是介于痴呆和正常老化的中间状态，具有双向转化性。有研究表明，10%~40% 的 MCI 患者可恢复正常认知 4~5 年以上，也有 MCI 部分患者转化为痴呆状态。

四、影响因素

研究表明，MCI 的危险因素有增龄、低教育程度、痴呆阳性家族史、吸烟和未控制的慢性疾病。MCI 保护因素是体育锻炼和地中海饮食。

（一）危险因素

1. 年龄增长　是已知的认知障碍最主要的危险因素。MCI 的患病率随年龄增长而增加，认知功能亦随年龄增长持续下降。流行病学资料表明，MCI 的发病率至少在 85 岁以前随年龄增长而增加，几乎每 5 年增加 1 倍。

2. 低教育程度　文盲或低文化程度是 MCI 发病率和患病率高的重要预测因素。早期的文化教育可能通过增强大脑的功能性储备而延缓 AD 临床症状的发生。

3. 痴呆阳性家族史　家族史是认知障碍类疾病发生的危险因素，这主要与遗传学基因有关。APOE-4 等位基因是 MCI 独立的危险因素，并且具有 APOE-4 等位基因的 MCI 患者发展成为 AD 的可能性更大，APOE-4 等位基因是 MCI 发生的独立危险因素。

4. 未控制的慢性病　高血压、高血胆固醇水平、动脉粥样硬化、心脑血管疾病、糖尿病可能也是 MCI 发病的危险因素。吸烟、饮酒与 AD 发生之间的关系尚无定论。其他可能与 AD 有关的危险因素还包括营养成分、血清维生素 B_{12} 和叶酸水平、母亲孕期年龄、甲状腺疾病等，但目前并无定论。

（二）保护性因素

1. 体育锻炼　美国神经病学学会（AAN）发表的轻度认知障碍实践指南中指出，持续 6 个月的体育锻炼作为高质量证据意见被认为可以改善轻度认知障碍。

2. 地中海饮食　以蔬菜、水果、鱼类、五谷杂粮、豆类和橄榄油为主的饮食风格，并遵循适量、平衡的原则，对大脑有一定的保护作用，可预防轻度认知障碍。

五、筛查评估工具

检查与诊断：包括病史采集、躯体与神经系统检查、认知功能检查及辅助检查（实验室检查、电生理检查、影像学检查）。临床常用的痴呆诊断标准为世界卫生组织的《国际疾病分类》第 10 版（ICD-10）和美国精神病学会（APA）的精神障碍诊断和统计手册（DSM-I）中制订的痴呆诊断标准。

1. 简易智能精神状态检查（mini-menta status examination，MMSE）是 1975 年由 Folstein 等设计的，是国际上最具影响力的认知缺损筛查工具。包括定向、记忆、计算、语言、视空间、运用及注意等方面的测试，共 11 个项目，总分 30 分，测试时间为 30 分钟。MCI 的界定值有 26 和 27 两个截断点。研究表明 MMSE 作为 MCI 的筛查工具，并不具有特异性。其检测痴呆的敏感性多在 80%~90%，特异性为 70%~80%。分界标准：上海精神卫生中心（990 定为文盲组≤ 17，小学组≤ 20，初中及以上组≤ 24 分。此量表检查受教育程度影响大，记忆力检查如命名测验过于简单，操方言者可能会出现假阴性，对认知功能的变化不敏感。

2. 画钟测验（clock drawing test，CDT） 是用于注意力集中和结构性失用的神经心理学检查。国内常用的 3 分制评分方法为：画出圆形，记 1 分；正确标出钟面数字，记 1 分；标出正确的时间，记 1 分，5 分为异常。CDT 作为神经心理检查的一部分，目前已在临床广泛应用。国外有研究报道，CDT 具有很好的重测信度，敏感性和特异性也较高，但 CDT 在国内的使用并不普遍。CDT 与 MMSE 量表具有较高的相关性，可联合使用以提高筛查的准确性及敏感性，但是否可将两者联合使用作为 MCI 的常规筛查还需进一步研究证实。CDT 在门诊非常实用，受文化背景、教育程度影响小。

3. 蒙特利尔认知评估量表（montrea cognitive assessment，MoCA） 是由 Nasreddine 2004 年参考 MMSE 的内容和评分标准，根据临床经验而制订的。包括空间与执行功能、命名、注意力、记忆力、语言、抽象能力、定向力等 7 个认知领域，量表总得分范围为 0~30 分。MoCA 的敏感性比 MMSE 要高，而且评估的认知领域全面。MoCA 在开发过程中针对 MMSE 的不足进行修改，增加了记忆词语个数，评分时不对即刻记忆计分，而是在重测记忆时计分。与 MMSE 比较，这些设计增加了 MCI 筛选的敏感性，敏感性较高，简单易操作，可在 10 分钟左右完成测试，适合临床应用，作为推荐工具筛查 MCI。

4. 日常生活能力（ADL）评定 主要用于轻度认知障碍、早期痴呆患者的筛查和晚期痴呆患者的行为评定，是制订护理和康复方案及评定药物疗效和康复训练效果的重要参考指标。Lawton 等 1969 年制订的 6 项躯体自理量表（PSMS）：上厕所、进食、穿衣、梳洗、行走和洗澡，以及 8 项工具性日常生活能力量表（IADL）：打电话、购物、备餐、做家务、洗衣服、使用交通工具、服药和理财使用最广。总分范围为 14~56 分，以 2 项或以上功能丧失（4 分），或总分超过 20 分为分界值。

5. 辅助检查 血液和尿液的标志物检测目前仍处于研究探索阶段，不作为痴呆与认知障碍临床诊断的常规检查（专家共识）。推荐脑脊液检查为痴呆患者的常规检查（专家共识）。对快速进展的痴呆患者推荐进行 CSF14=3-3

蛋白、自身免疫性脑炎抗体、副肿瘤相关抗体检测（B 级推荐）。功能影像不作为痴呆常规诊断检查，但对临床可疑患者可选用 SPECT 和 PET 检查以提高诊断的准确率（B 级推荐）。推荐对有明确痴呆家族史的个体尽早进行基因检测以明确是否携带致病基因，利于早期干预（专家共识）。ApoE4 基因型检测可用于 MCI 患者危险分层，预测其向 AD 转化的风险（B 级推荐）。

六、干预措施

（一）药物干预

MCI 患者是老年痴呆的高危人群，对其进行有效的治疗干预能够延缓甚至防止老年痴呆的发生，但以何种药物进行有效干预，学术界尚未达成共识。目前，中国防治认知功能障碍专家认为 MCI 患者的治疗药物包括：①具有循证医学证据的治疗药物，如胆碱酯酶抑制剂、钙拮抗剂、兴奋性氨基酸拮抗剂等。②临床常用的治疗药物，如胆碱酯酶抑制剂、抗氧化剂、吡咯烷类药物、非甾体抗炎药、麦角碱类等。③控制血管性危险因素的治疗药物，大量流行病学已经证实可有效控制血管性危险因素，能延缓认知功能衰退。因此，要积极地治疗和控制心血管疾病。但目前关于 MCI 的药物治疗的疗效及副作用仍然存在很大争议，总之，MCI 的药物干预疗效及副作用等评价应基于前瞻性队列研究结果而定。

美国神经病学学会（AAN）发表的轻度认知障碍实践指南中指出，暂时没有高质量证据证明药物干预轻度认知障碍的有效性，美国食品药品监督管理局（FDA）目前也没有批准任何用于治疗轻度认知障碍的药物。

（二）非药物干预

由于目前关于 MCI 的药物治疗的疗效及副作用等仍存在很大争议，所以非药物治疗的研究就显得极为重要。

MCI 非药物干预案例引入

王某，男性，61 岁。大专文化，既往体健。患者从事销售工作，有吸烟史，长期应酬式饮酒史，有因醉酒而跌伤头部，当时无晕厥，行头颅 CT 无异常。家族史：阳性，父亲有痴呆病史。5 年前因“自觉记性变差，工作效率下降6年”就医。患者6年前无明显诱因自觉记忆力逐渐变差，总是忘记一些小事，有时小时候朋友的名字也想不起来，注意力集中困难，应付日常工作也感到吃力，需要花较多的时间反复检查工作，工作效率明显下降。但不影响穿衣、洗漱等日常生活，后因父亲发现“老年痴呆”疾病，担心自己也出现类似痴呆表现，故在医院行MOCA检查，检查分数24分，提示注意力、数字倒背广度及延迟回忆存在问题；颅脑MRI检查提示“双侧额叶少许白质高信号”；APOE基因检查提示E3/E4型，老年痴呆、脑梗死、冠心病患病风险高。诊断“轻度认知障碍”，患者不考虑服药治疗，但愿意积极配合非药物方法防治痴呆。如坚持体育锻炼、健康饮食、持续学习，戒烟、戒酒，保证睡眠，控制血糖、血压，保护视力、听力等。5年来患者门诊随访认知功能情况，未发现明显下降，日常生活能力保持良好，仍能胜任工作。

1. 认知功能训练　多项研究表明，对MCI患者开展记忆力训练的干预研究，干预组开展记忆训练、逻辑推理训练等干预措施，而对照组不进行任何干预，在干预3个月和6个月后均发现与对照组相比，干预组的认知评价量表评分差异有统计学意义且呈上升趋势，干预研究结束后发现所有干预人员在接受认知训练后，认知功能均得到了一定程度的改善，MCI患者在早期发现后要持续进行认知功能训练，能够改善MCI患者的认知功能状况，可促进MCI患者社会功能的恢复，对延缓或中止病程进展具有积极意义。

2. 体育锻炼　美国神经病学学会（AAN）发表的轻度认知障碍实践指南中指出，持续6个月的体育锻炼作为高质量证据意见被认为可改善轻度认知障碍。与不参加体育锻炼的老年人相比，MCI的患病率明显高于参加体育锻炼的老年人，这可能与参加体育锻炼有利于增强患者的机体功能、缓解患者的身心压力和保持愉快的心情有关。

3. 增加社会支持　独身、独居状态是MCI的危险因素，老年情感不足会加速认知功能的减退。所以MCI患者家属应多与患者接触，给予他们更多的理解、关爱和支持，其次应鼓励MCI患者多与他人（邻居、朋友等）交流，建立更多的社会网络，增加社会支持度。

4. 饮食与营养　对不同饮食与 MCI 的患病率研究发现，以蔬菜、水果、鱼类、蛋类和橄榄油为主的地中海饮食可使 MCI 患病率降低。研究发现，每周食用水果和蔬菜可使患老年痴呆的风险降低 28%，每周食用鱼类可使患老年痴呆的风险降低 40%。

第二节　轻度认知障碍患者的管理

老年痴呆的病程是不可逆转的且到中晚期无有效的治疗手段，而 MCI 患者由于病情较轻，且对该病缺乏正确的认识，常常隐匿于社区。因此，对 MCI 患者实施早期筛查、早期管理和早期干预，对延缓或阻止其向老年痴呆的发展、改善 MCI 患者的生活质量有着重大意义。全面、综合的社区管理策略模式对长期有效管理轻度认知障碍患者有着重要作用。

一、早期预防原则与措施

对于 MCI 预防效果和潜在效益都远高于治疗，积极采取预防措施对 MCI 进展和转归都有积极影响。

（一）预防的基本原则

1. 积极识别和控制各种危险因素，特别是可干预的血管性危险因素，有效治疗部分病因明确且可控制的认知功能障碍，如脑血管病、脑外伤、炎症、脑积水及系统疾病等。

2. 早期筛查诊断 MCI，积极干预、早期治疗。

3. 按照循证医学的要求积极开展改善认知功能的对症治疗。

（二）预防措施

健康教育是传播痴呆防治知识的重要途径，是实施痴呆防治工作的重要环节。健康教育的对象是广大群众，重点是中老年人群，通过各种途径（声像、网络、语言、文字、书画、图片等）的健康教育提高人群对痴呆防治知识的知晓率和对痴呆的识别率，提高人们的自我保健能力，在必要时能够给予他人或得到他人的适当帮助，从而达到主动预防、早期发现及时就医、积极治疗和提高生活质量的目的。一级预防是预防工作的重中之重，是最积极最主动的预防措施。世界卫生组织制订老年人综合护理指南（integrated care for older people，ICOPE），临床工作者可根据该指南推荐预防措施。

1. 一级预防　提高自我保健意识和自我保健能力，增强抗病能力。具体措施是：改善工作条件；养成良好的生活习惯，戒烟限酒，合理安排饮食，加强营养；科学锻炼身体，注意劳逸结合；积极治疗躯体疾病，确保健康的身体和乐观向上的精神状态。

世界卫生组织推荐：①体育锻炼，促进肌肉骨骼的功能、行动能力、活力。开展多种形式的运动锻炼，如渐进式阻力强度训练、平衡训练、柔韧度训练以及有氧运动等，并通过监测老年人的步行速度、握力和其他体能监测措施，可以反映老年人的体力情况。开展多种形式的运动锻炼，例如平衡训练、柔韧性训练、力量训练和功能训练。②改善机体营养状况，根据饮食建议，经口补充营养。

2. 二级预防　对痴呆早期的筛查，以便早发现、早就医、早诊断、早治疗。消除病因，避免或减少危险因素的影响，保护易感人群。具体措施是寻找病因，消除危险因素；对易感人群（如老年人、AD 阳性家族史者、有 APOE4 等位基因者、受教育年限较短者、老年女性、有头部外伤史者、高血压患者、高血脂患者、脑血管疾病患者、高血同型半胱氨酸患者、糖尿病患者、有抑郁症病史者、长期过量饮酒者等）进行重点保护；开展健康状况及疾病监测，及时进行医疗干预。目前不主张对非痴呆的认知损害个体使用乙酰胆碱酯酶抑制剂等药物行预防治疗。

世界卫生组织推荐：维持老年人感知觉能力，进行视力损害的常规筛查。在护理计划制订初期，就要进行视力的常规筛查。若发现病症，就要及时给予综合的眼部治疗护理措施。筛查后按需要佩戴助听器：通过对老年人的听力筛查，可以及时诊断并管理听力丧失。

3. 三级预防　给予痴呆患者临床管理和生活照料，目的是使患者得到系统的治疗和照料指导，提高生活质量。经常性地对高危人群认知状况和功能水平进行追踪调查，为预防、治疗、康复工作提供科学依据。

世界卫生组织推荐：①认知刺激。不论是否被诊断为痴呆，认知有障碍的老年人都应该接受适当的认知刺激。认知损害和精神问题常常同时发生，影响人们的日常活动，如理财、购物和社交活动等。认知刺激疗法和精神干预措施能有效预防老年人智力下降，并能降低老年人对日常照护的依赖。

②心理干预。依据世界卫生组织的精神卫生差距行动规划干预指导，需要对老年精神心理非常了解的专业人员为有抑郁症状的老年人提供简明、结构化的心理干预。

二、管理模式介绍

（一）BABRI 计划——社区老年脑健康体检与痴呆风险筛查

2008 年北京师范大学老年脑健康研究中心张占军教授团队牵头组织并实施的北京老年脑健康计划（beijing aging brain rejuvenation initiative，BABRI）社区临床队列研究，采用加速追踪研究设计，发布了北京社区老年人群的 MCI 患病率，确定了认知障碍的高危因素，并建立了老年认知衰退模型，揭示中国老年人群认知衰退轨迹和关键期，为评定老年个体痴呆风险程度提供了重要理论基础。该模式是我国首次探索将痴呆、轻度认知障碍纳入体检项目进行风险等级筛查。

BABRI 计划在管理模式方面探索出一条由项目管理方、技术支持方及项目实施方构成的三位一体的联动管理机制，确保了项目高效稳步地实施，其经验值得学习。项目管理方为北京市卫生健康委员会，负责组织实施项目工作，制订工作方案，提出工作目标和要求，对项目的落实开展情况进行监督指导，定期开展工作效果评估，保障各项服务工作的有效落实。技术支持方为北京师范大学，负责提供脑健康体检（痴呆风险筛查）平台、脑健康体检科普宣传资料、人员培训、认知测评等服务；对参加脑健康体检的老年人群开展脑健康管理，包括搭建数据库，提供脑健康针对性生活指导、脑健康训练专业化方法、就医建议等。各基层卫生服务机构作为项目实施方，采用多种服务举措开展脑健康体检、脑健康科普教育宣传等工作，通过多种途径，引导老年居民积极参加该项脑健康筛查，提高社区老年人的脑健康保护意识，增强脑健康体检（痴呆风险筛查）的依从性，扩展社区老年人脑健康体检服务的参与人群。这一分工合理、联动综合的管理机制可供未来工作参考借鉴。

（二）精卫办社区——精神病医院相结合的社区三级管理

社区三级管理策略是指以精卫办为依托，社区卫生服务机构为管理主体，省级精神病医院为指导机构和上级转诊机构，主要为 MCI 患者建立健康档案，提供针对影响因素的干预，通过健康教育和心理疏导，做好健康信息、随访管理等的登记。

（三）以群体教育联合个性化指导的社区管理

以群体教育联合个性化指导的社区管理能有效提高 MCI 患者的认知功能。可通过的方式有：①通过群体讲座和发放有关轻度认知障碍健康教育手册等方式对 MCI 患者及其家属进行健康宣教，加强其对 MCI 的认识，并使其认识到认知训练的重要性。②护理人员通过指导 MCI 患者进行认知训练，改善 MCI 患者认知力、记忆力等多项认知功能，延缓疾病发展，维持患者生活质量。③制订个性化指导方案，按照评估—指导—评价—修正的方式，根据患者的实际情况来制订个性化方案。

综上所述，随着 MCI 定义和诊断标准的不断完善，MCI 的流行病学研究、防治和干预研究、社区管理策略研究也逐渐增多。尽管目前 MCI 的患病率和影响因素的研究甚多，但对于如何增强保护因素、降低危险因素、筛选可干预影响因素、从群体和社区的视角加强 MCI 防治与管理的研究甚少。MCI 防治与管理是一项长期的、复杂的、涉及多方面的系统工程，应得到全社会的关注和支持。只有这样才能使 MCI 的早期干预和管理成为可能，才能使延缓或阻止老年痴呆的发生成为可能，维持老年人生活质量，让他们安享晚年。

三、卫生保健人员在轻度认知障碍患者管理中的职责

（一）加强轻度认知障碍知识宣传与健康教育

卫生保健人员应在基层医疗服务层面加强轻度认知障碍疾病知识的传播与普及，通过多层次（不同职业不同年龄段，不同文化水平）和多维度（MCI 疾病易感性、严重性及 MCI 干预后获益性等）的健康教育，使轻度认知障碍个体意识到认知衰退的阶段性进展结局和参与认知管理的必要性，作为健康守门人，卫生保健人员有责任传播健康信息，帮助 MCI 患者及其家属正确认识 MCI 并积极参与到干预中。

（二）增强轻度认知障碍人群的社会支持

社会支持是指由家庭、医护人员、社会团体等组成的力量对 MCI 患者及其家属提供帮助。卫生保健人员可寻求社会团体（基金会组织或志愿者组织）参与项目，说服 MCI 患者家属积极参与患者干预的提醒和监督，是患者完成认知管理活动的重要支持。卫生保健人员应加强对患者家庭成员的健康

教育，积极寻求社会支持，以推动认知管理在社区家庭环境中有效持续开展，确保 MCI 患者及其家属有效参与认知管理计划。

（三）制订认知障碍管理开展形式及规范

卫生保健人员可制订认知管理团队操作项目、流程及规范，专人负责认知管理的运作和追踪，确保认知管理的效果。评估老年人运动场所（社区居民活动中心、老年活动中心或健身房）等配套设施的安全性和可及性，保证认知管理场所固定和安全，使轻度认知障碍个体参与运动干预的积极性更高。

第三节　轻度认知障碍患者的照护

一、轻度认知障碍患者的照护程序

（一）认知功能筛查

选择与当地文化适宜且本地已验证的工具对认知能力进行深入评估，其中在初级卫生保健机构评估老年人认知能力的工具选择如下（表 2-1）。

表 2-1　初级卫生保健机构评估老年人认知能力的工具

工具 / 测试	优点	缺点	所需用时
简易智力状态评估	简短	使用不同词汇可能影响得分	2~4 分钟
蒙特利尔认知评估 MoCA	可识别 MCI	教育文化偏见	10~15 分钟
简易精神状态检查 MMSE	广泛应用研究	受年龄和文化偏见	7~10 分钟
全科医生认知评估 GPCOG	最少文化和教育偏见	难以得到知情者报告	5~6 分钟

（二）评估老年人需求

1. 了解老年人的生活　以人为本的评估不仅要从常规历史记录开始，而且要全面了解老年人的生活、价值观，以及其健康及管理过程的优先事项和偏好。

2. 评估和管理潜在疾病　应调查潜在的慢性病，了解多重用药情况（使用多种药物）。多重用药和由此产生的任何不利影响都可能导致内在能力多个方面的损失。对阿尔茨海默病、抑郁症、骨关节炎、骨质疏松症、白内障、糖尿病和高血压等潜在疾病的诊断是以人为本评估的关键。此类诊断可能需要复杂的诊断测试，而初级卫生保健诊所并不总是提供这种测试。根据情况而定，可能需要转诊至二级或三级专业老年护理机构。

3. 评估社会和物质环境以及对社会关怀和支持的需求　对丧失内在能力的人来说，需要对社会和物质环境进行评估，并了解对社会和支持服务的任何需要。这是初级卫生保健机构对老年人进行以人为本评估的一个重要部分。通过询问老年人是否可以在没有他人帮助的情况下完成各种日常工作，可以确定他们的社会护理需求。

（三）制订个性化照护计划

以人为本的评估有助于制订个性化照护计划。该个性化照护计划采用一种综合方法来实施干预措施，以处理老年人内在能力各个方面的损失，所有干预措施均应考虑并一起应用。

个性化照护计划将包括以下几个部分。

（1）潜在疾病管理：多发病和老年综合征的管理和治疗。世界卫生组织已经制订了临床指南以处理大多数可能导致内在能力下降的慢性疾病。导致认知能力衰退的常见可逆事项包括脱水、营养不良、感染和药物问题。通过合理治疗这些事项，其认知症状应会消失。此外还包括已知引发认知障碍的风险因素，高血压、糖尿病、脑血管疾病等。对相关疾病做好疾病管理是实施个体化照护计划的首要途径。

（2）支持自我保健和自我管理：认知刺激可以减缓认知能力的下降速度，认知刺激的目的是通过认知活动和回忆、多种感官的刺激和与他人的接触来刺激参与者。认知刺激可以提供给个人或群体。团体对某些人来说可能更好；团体中的社会接触可能会有帮助。如果群体中的人们有一个共同的目标，例如提高健康素养，那么群体也可能是合适和有效的。

标准的小组方法包括多达 14 个主题会议，每个约 45 分钟，每周举行两次。一位主持人主持这些会议。通常，话题可能从一些非认知的热身活动开始，然后转移到各种认知任务，包括现实定向（例如，显示地点、日期和时间等信息的板子）。会议关注不同的主题，包括童年、金钱的使用、面孔或场景。

这些活动通常避免事实回忆而是集中在诸如“这些(词或对象)有什么共同点”之类的问题上。

认知刺激可以由受过适当培训和支持的非专家进行。然而，为一个有明显认识衰退的人设计和提供个性化干预可能需要更详细的评估和规划，需要专门技能的任务。因此，应包括转诊给心理健康专家进行认知刺激治疗的标准。

（3）社会支持和物理环境准备：家庭成员和照护者可以在认知刺激中发挥重要作用。鼓励家庭成员和照护者定期向老年人提供诸如日期、天气、时间、人名等信息非常重要。这些信息帮助他们保持时间和地点的定向。此外，提供诸如报纸、广播和电视节目、家庭相册和家庭用品等材料，可以促进交流，使老年人了解时事，刺激记忆，并使老年人能够分享和重视他们的经验。

家庭成员和照护者可以做到措施有：①提供定向信息，如日期、当前社区活动、访客身份识别、天气、家庭成员的信息；②鼓励和安排与家庭和社区的朋友和家人的联系；③确保并保持家庭安全，以减少跌倒和受伤的风险；④在家中张贴标牌，例如厕所、卧室、室外门，以帮助其找到出行路线；⑤安排和参加职业活动（视个人能力而定）。

（4）在家人、朋友和社区服务的帮助下满足社交需求的计划。

对于轻度认知障碍的老年人，制订个性化照护计划时应注意评估引起认知症状的事项管理、认知刺激措施，鼓励和指导家庭成员和照护者参与。

二、轻度认知障碍患者的照护措施

（一）分析轻度认知障碍患者的心理，提供心理护理和指导

鼓励患者多表达内心感受，给患者积极向上的生活态度，让轻度认知障碍患者根据自己的节奏适应疾病进程，并且耐心等待他们准备就绪。

（二）家庭支持

随着患者的认知功能逐渐衰退，需要的支持也会更大。患者家庭的经济支持、生活照料和精神慰藉等对患者的身心健康都起着重要作用。家庭参与、社会支持可以提高轻度认知障碍患者的生活质量。因此，让家属理解和体贴患者，给予患者适当的情感支持，可使患者维持治疗、延缓认知受损的进程，从而提高其生活适应能力。

（三）认知训练

MCI 患者认知能力下降，需要进行相应的认知训练锻炼维持认知能力，延缓认知功能衰退。（具体内容详见第三章第六节）

（四）照护者增强与患者和家属的沟通，提供信息和情感支持

积极聆听、协调患者和家属的期望、健康教育和提供有关信息、鼓励尽量维持现有生活方式、鼓励参加社区内有关的支持小组服务。护理人员需要积极聆听患者和家属的心声，协调双方不一致的观点，促进双方的沟通。护理人员也可以为患者提供信息咨询服务，指导他们学会控制压力的方法。

（五）生活方式指导

指导家属和患者建立健康的生活习惯，饮食营养均衡，加强体育锻炼，保持良好的作息习惯。

（六）情感障碍康复训练

在情感方面，患者可以在小组分享里探索感情上的失落、悲伤、希望、爱和毅力。同时通过小组沟通保留自我的感觉，维持友情关系。护理人员应鼓励患者和家属多参与。

（王永军　任青卓）

参考文献

[1] 中国痴呆与认知障碍诊治指南写作组，中国医师协会神经内科医师分会认知障碍疾病专业委员会. 2018 中国痴呆与认知障碍诊治指南（五）：轻度认知障碍的诊断与治疗. 中华医学杂志，2018（17）：1294–1301.

[2] Dementia: assessment, management and support for people living with dementia and their carers. The National Institute for Health and Care Excellence, 2018.

[3] Guidance on person–centred assessment and pathways in primary care. World Health Organization, 2017.

[4] Risk reduction of cognitive decline and dementia WHO guidelines. World Health Organization, 2019.

[5] 张菊霞，徐晓琴，丁兆红，等. 医院—社区—家庭护理干预模式在轻度认知功能障碍患者中的应用. 中国护理管理，2018（9）：1230–1235.

[6] Yang Y，Lv C，Li H，et al. Community–based Model for Dementia Risk Screening: The Beijing Aging Brain Rejuvenation Initiative （BABRI） Brain Health System. Journal of the American Medical Directors Association, 22（7）: 1500–1506. e3.

[7] Jia L，Du Y，Chu L，et al. Prevalence, risk factors, and management of dementia and mild

cognitive impairment in adults aged 60 years or older in China: a cross-sectional study. The Lancet Public Health, 2020, 5 (12) : e661-e671.

[8] 陈姚静 , 杨财水 , 徐凯 , 等 . 优雅地老去—北京 BABRI 老年脑健康计划 . Scientia Sinica Vitae, 2018, 48 (7) .

[9] 赵春善 . 轻度认知障碍老年人认知功能干预模式的构建及其干预效果评价 . 延边大学 , 2016.

[10] Knodel J . The Diagnosis and Management of Mild Cognitive Impairment: A Clinical Review. Jama, 2014, 312 (23) : 2551-2561.

第三章　痴呆期患者的综合照护

第一节　痴呆概述

一、定义及患病率

（一）定义

痴呆（dementia）是一种以获得性、进行性认知功能损害为核心症状，并导致患者日常生活、学习、工作和社会交往能力明显减退的综合征。患者的认知功能损害涉及记忆、思维、定向、理解、判断、计算、学习、语言和判断能力等方面，在病程某一阶段常伴有精神、行为和人格异常。美国精神病学会《精神疾病诊断与统计手册》第 5 版（DSM-Ⅴ）中痴呆被描述为“重度或显著的神经认知障碍”。“痴呆”是一个医学用词，但这个词在字面上容易带来歧义和不敬，很多国家和地区对“痴呆”进行更名。我国台湾地区 2000 年更名为“失智症”，香港地区 2012 年更名为“认知障碍症”。考虑到社会大众对痴呆症的看法仍有所不同，为了顾及客观性及通用性，本书仍沿用“痴呆”一词。

（二）患病率

痴呆主要发生在老年人，国际阿尔茨海默病协会（ADI）发布的《世界阿尔茨海默病 2018 年报告》显示，每 3 秒，全球就有 1 名痴呆症患者产生。全球目前至少有 5 000 多万名痴呆患者，到了 2050 年，这个数字预计将达到 1.52 亿人，其中 60%~70% 为阿尔茨海默病患者。中国是世界上老年人口最多的国家，根据最新研究显示，中国 60 岁以上人群中，痴呆患病率为 6.04%，基于患病率与人口基数推算，目前中国有 1 507 万名痴呆患者，其中阿尔茨海默病 983 万名，血管性痴呆 392 万名，其他类型痴呆为 132 万名，随着中国老年化进程加速，痴呆患病率也会快速成长，将成为中国现代化进程中面临的重大健康问题。

二、临床表现

痴呆的临床表现可以综合为“ABC”三大症状。

（一）认知功能（cognitive function，CF）损害

表现为一个或多个认知领域发生损害。其中记忆力特别是近记忆缺损往往是最早的临床表现，尤其是阿尔茨海默病性痴呆患者，说过的话掉头就忘，记不清定好的约会或任务，记不清近期发生过的事情，由于记不住事，患者会编造故事来填补缺失的记忆，随着病情的进展，远期记忆也逐渐受损，不记得自己的生日、家庭成员及自己的姓名等；出现时间、地点、人物定向障碍，不知道现在是白天还是晚上，不清楚自己身在何处等；言语能力受损，表现为说话时想不起普通的词汇，言语空洞、累赘，对语言的理解、书写和复述出现障碍等；执行能力下降，表现为推理能力和处理复杂任务的能力受损，判断力下降，如无法处理财务，对安全的理解力下降，无法计划复杂或连续的活动（例如做饭）等；视空间能力受损，表现为无法辨认面容或普通物品，无法使用简单工具如电话及穿衣服等。

（二）日常生活能力（activities of daily living，ADL）降低

表现为完成工作和日常生活越来越困难，最初表现为应用基本生活工具的能力（如电话、购物、管理钱财、洗衣、做饭、吃药、搭乘或驾驶交谈工具等）下降，逐渐发展到基本生活能力（如吃饭、穿衣、如厕、修饰、行走、洗浴等）都需要他人照顾，最后生活完全不能自理。

（三）精神行为（behavioral and psychological symptoms of dementia，BPSD）异常

精神行为异常可出现在痴呆疾病过程中的任何阶段，包括精神病性症状、情感症状和行为症状。常见的精神病性症状有幻觉、妄想和身份识别障碍，幻觉是指在没有客观因素刺激作用下，患者感觉到一种真实的知觉体验，常见的幻觉有幻听（如没人的情况下听到责骂患者的声音）、幻视（如看见不

存在的人或物）、幻嗅（如闻到一些难闻的气味）、幻触（如感到昆虫在皮肤下爬行）等；妄想是指一些没有现实根据，但不容易被动摇的错误思维、想法，常见有被害妄想（如被别人下毒、迫害等）、被窃妄想（如被别人偷去财物等）、嫉妒妄想（如坚信伴侣不忠）、夸大妄想（如认为自己有超能力）、错认妄想（如认为家不是家，在家里吵着要回家，混淆别人与自己的身份等）；身份识别障碍又称错认，是对外界刺激的一种错误感知，他们会混淆现实与视觉，把电视中的人物形象、事件当成是真的，把照片、镜子中的人误认为真人，并且可能和他对话，镜子中的自我是另外一个陌生人，认为周围的人不是原来的人等。

情感症状主要有焦虑、抑郁、情感淡漠、情感高涨等。焦虑表现为反复询问即将来临的事情，特别害怕独处，害怕人群，只要配偶或照料者稍一离开就非常恐惧，对财务、未来和健康状况担忧；抑郁表现为情绪低落、精力下降或快感缺失，处于自我贬低状态并表达出想死的念头等；情感淡漠主要表现为对日常活动和个人照料缺乏兴趣，社交活动减少，面部表情贫乏、情感反应减弱等；情感高涨主要表现为过度高兴，不合时宜地开心，进行幼稚的玩笑或恶作剧等。

行为症状主要表现为烦躁或攻击行为。睡眠障碍主要表现为睡眠结构紊乱，早醒，夜间游荡或躁动，入睡困难，片段睡眠，白天思睡等。人格改变，家人常常感觉患者和以前相比就像变了一个人；异常动作行为如重复动作（如反复收拾衣物、反复打开衣柜或抽屉等）、游荡、徘徊（如整天不停漫步、跟随照料者、晚间要求外出等）、无目的或怪异行为（如藏匿物品、拾检破烂、将贵重物品放在不恰当的地方等）、进食异常等。

三、诊断流程

痴呆是老年人常见的一类综合征，由于目前对痴呆的认识有限，痴呆诊断标准不同国家不同文化差异较大，需要根据病史、一般及神经系统体格检查、神经心理评估实验室和影像学检查结果综合分析。中国痴呆与认知障碍诊治指南（2015 年版）建议，痴呆诊断流程分 3 个步骤进行：①首先明确痴呆诊断；②明确引起痴呆的原因；③明确痴呆的严重程度。

（一）明确痴呆诊断

根据痴呆定义和诊断标准，首先明确是否为痴呆。对于既往智能正常，之后出现获得性认知功能下降（记忆、执行、语言或视空间能力损害）或精神行为异常，影响工作能力或日常生活，且无法用谵妄或其他精神疾病来解释的患者，可拟诊为痴呆。认知功能或精神行为损害可通过病史采集或神经心理评估客观证实，且至少具备以下 5 项中的 2 项：①记忆及学习能力受损；②推理、判断及处理复杂任务等执行功能受损；③视空间能力受损；④语言功能受损（听、说、读、写）；⑤人格、行为或举止改变。

（二）明确痴呆病因

引起痴呆的病因很多，不同病因，治疗效果和预后不同。诊断痴呆后，要结合患者认知障碍起病形式、各认知域和精神行为损害的先后顺序及特征、病程发展特点以及既往史和体格检查提供的线索，对痴呆的病因做出初步判断，然后选择合适的辅助检查，最终确定痴呆综合征的可能病因，尤其注意识别可治性、可逆性痴呆。其中神经变性性痴呆多隐匿起病，呈慢性进展性病程；非神经变性性痴呆多急性起病，呈快速进展性病程。

（三）判定痴呆严重程度

根据临床表现、日常能力受损情况或认知评估等确定痴呆的严重程度。临床一般常用日常生活能力量表（ADL）、临床痴呆评定量表（CDR）或总体衰退量表（GDS）做出严重程度的诊断。日常生活能力减退是痴呆的核心症状，对于不能完成神经心理评估者，可根据以下标准判断痴呆的严重程度。①轻度：主要影响近记忆力，但患者仍能独立生活；②中度：较严重的记忆障碍，影响到患者的独立生活能力，可伴有括约肌障碍；③重度：严重的智能损害，不能自理，完全依赖他人照顾，有明显的括约肌功能障碍。

四、常见类型及表现

（一）痴呆分类

临床上引起痴呆的疾病种类繁多，对痴呆有多种分类方法，其中临床最重要、最常用的方法是按照痴呆的病因分类，主要包括以下类型。

第一类是神经退行性痴呆，指因神经退行性疾病造成的进行性且不可逆的痴呆症，主要包括阿尔茨海默病（Alzheimer’s disease，AD）、路易体痴呆（dementia with Lewy bodies，DLB）、帕金森病痴呆（Parkinson disease Dementia，PDD）、额颞叶变性（frontotemporal lobar degeneration，FTLD）等。

第二类是血管性痴呆（vascular dementia，VaD），泛指由于血管因素造成的痴呆，包括多发性梗死性痴呆、皮质下缺血性血管性痴呆，脑出血后痴呆等。

第三类是混合性痴呆，是指存在两种以上神经病理损害，如 AD 合并 VaD 或 AD 合并 DLB，可能是临床最常见的痴呆类型。

第四类是其他特定原因引起的痴呆，包括炎症（包括多发性硬化、影响中枢神经系统的血管炎或风湿病如红斑狼疮、抗心磷脂抗体综合征、白塞病等）、中枢神经系统感染（包括脑膜炎、脑炎、梅毒、HIV 相关性痴呆等）、颅内病变（脑外伤、脑肿瘤、正常颅压性脑积水）、中毒（药物、酒精、一氧化碳及重金属等）、维生素缺乏、肝肾衰竭、严重心脏病、严重贫血、代谢性疾病（甲状腺或肾上腺功能改变）等。这类痴呆的特点是：特定疾病治疗好了，痴呆就有可能部分或全部痊愈。

本节主要介绍常见神经退行性痴呆及血管性痴呆的症状表现。

（二）阿尔茨海默病性痴呆及症状表现

阿尔茨海默病性痴呆是一种主要发生在老年人的神经退行性疾病，早期以记忆力尤其是情景记忆下降为主，逐渐影响其他认知功能如执行功能、定向力、视空间能力等，导致患者出现持续的智能减退及精神行为异常，严重影响患者的日常生活和社会功能，病情呈进行性进展，是最常见的痴呆类型，占所有痴呆类型的 50%~70%。

阿尔茨海默病是由 1907 年德国的精神科医师及神经病理学者阿尔茨海默首先描述，1910 年，这种疾病被医学界正式命名为阿尔茨海默病，英文简写 AD。主要病理变化是大脑有异常沉积的淀粉样斑块和高度磷酸化 tau 蛋白构成的神经纤维缠结，最终造成突触功能障碍、神经元消失、脑萎缩等退行性病变。阿尔茨海默病的好发年龄为 65 岁以上，年龄越大，患病的可能性越大。随着病情进展，阿尔茨海默病导致认知功能逐渐衰退，影响日常生活，称为阿尔茨海默病性痴呆。

阿尔茨海默病性痴呆的常见症状为：①记忆力下降，学习并记住新信息的能力受损。如忘记最近要做的事情、记不住做过事的细节、忘记物品放置位置、重复问问题或说话、乱放个人财富、忘记重要事情或约会、在熟悉的线路上迷路等。②无法分析或处理复杂事务，判断力下降。如对安全隐患的理解力差，处理财务困难，不能根据环境调整行动计划，不能胜任新工作或复杂工作，不能应对特殊事件等。③视觉空间功能受损。如不能识别面孔或常见物品，视力正常，但不能直接观察并找到物品，简单的工具不能操作等。④语言功能受损。如找词困难，拼写或书写错误等。⑤人格、行为或举止改变。如异常情绪波动如激越、抑郁、淡漠、回避社交、失去同理心、强迫观念或行为、与社会规范相悖的行为等。用问诊或认知检测量表评估患者出现以上至少两个领域认知或行为损害，症状无法用谵妄或精神疾病来解释，导致患者无法胜任原本的工作或熟悉的事务，影响到日常生活和工作。

（三）血管性痴呆及症状表现

血管性痴呆（VaD）是造成痴呆的第二大原因，占痴呆患者 15%~20%，病因为脑卒中或慢性脑血管病变导致的脑细胞死亡。在诊断上需要符合以下 3 个方面：①符合痴呆的标准；②有脑血管病变的证据，包括血管危险因素、卒中病史、神经系统局灶性体征或影像学显示的脑血管病变证据等；③痴呆与脑血管病变之间有因果关系。

血管性痴呆与神经退行性痴呆的渐进性病程不同，病程呈波动性和阶梯式的发展，与反复发作的脑血管病有关。常表现为急性起病，经积极治疗后可能维持功能不再下降，呈现出比发病前差、但比未治疗前好的状态，若再次发生脑血管病，症状又再次变差。

与阿尔茨海默病患者认知功能全面减退不同的是，血管性痴呆患者的认知功能是部分或斑片状减退，临床表现与受损的脑部位及其受损程度有关；患者的人格一般不会发生改变，且对自己的认知变化有一定的自知力；抑郁症的比例在血管性痴呆患者中相当高，有时有情绪失控现象；另外，血管性痴呆症患者早期就可能出现步态不稳、吞咽困难、尿失禁等症状。

（四）路易体痴呆及症状表现

路易体痴呆（DLB）在神经变性导致的痴呆中排第 2 位，仅次于阿尔茨海默病性痴呆，占痴呆的 5%~10%。好发年龄为 70 岁以上，因科学家弗里德里 · H · 路易发现在脑干和大脑皮质中分布的一种异常的蛋白质沉积而得名。路易体痴呆临床表现有以下特征。

1. 痴呆表现为必需症状　①进行性认知功能减退，干扰患者正常的社会和职业功能；②早期可无显著或持久的记忆损害，但随着病情的进展可明显存在记忆障碍；③注意力、执行功能和视空间能力损害。

2. 以下症状为核心特征　①波动性认知功能障碍，以注意力和警觉性改变为主要特征；②反复发作的内容形象生动的视幻觉；③自发性帕金森病，包括身体僵硬、震颤、动作缓慢容易跌倒等，继渐进性认知功能下降后出现。具有两条核心症状很可能是路易体痴呆，具有1条核心症状可能是路易体痴呆。

3. 以下症状为提示性特征　①符合快速动眼睡眠行为障碍标准，如睡眠时常做一些被人或动物追逐或攻击的噩梦，患者也常随着梦境而有肢体的动作；②对地西泮等神经安定剂异常敏感。

同时患者常出现反复跌倒和晕厥、短暂性难以解释的意识丧失、其他形式的幻觉、系统性妄想、抑郁等。

（五）额颞叶变性及症状表现

额颞叶变性（FTLD）是一组以进行性精神行为异常、执行功能障碍和语言损害为特征的痴呆症候群，其病理特征为选择性额叶和（或）颞叶进行性萎缩，额颞叶变性发病年龄为40~80岁，其中以45~64岁发病最为常见，额颞叶变性是早发性痴呆最常见原因。因神经变性导致的痴呆中额颞叶变性排第3位，仅次于阿尔茨海默病和路易体痴呆，占痴呆的5%~10%。额颞叶变性分为以下几种亚型。

1. 行为变异型额颞叶痴呆（bvFTD）　又称匹克病，是一种以人格、社会行为和认知功能进行性恶化为特征的临床综合征，约占额颞叶变性的70%。临床表现为进行性加重的行为异常，人际沟通能力和（或）执行能下降，伴情感反应缺失、自主神经功能减退等，其中行为异常最显著，包括脱抑制行为（如不恰当的社会行为、缺乏礼仪或社会尊严感缺失、冲动鲁莽或粗心大意等）、行为动力缺失、强迫性行为和刻板运动等。多数行为变异型额颞叶痴呆在疾病初期没有记忆力下降的表现。

2. 进行性非流利性失语（PNFA）　其特征是句子的语法结构错误，说话费力、断断续续，词语理解能力保留，但是对语法较为复杂的句子也可能出现理解障碍，这类患者说话速度变慢，将字说出来有困难，打电话和与他人对话有很大的障碍。

3. 语义性痴呆（SD）　其特征为物体命名和语言理解障碍，而流畅性、复述和语法功能保留。患者言语流畅，但内容空洞，缺乏词汇，伴阅读障碍（可按发音读词，但不能阅读拼写不规则词）和书写障碍。重症和晚期患者视觉信息处理受损（面孔失认和物体失认）或其他非语言功能受损。

（六）帕金森病性痴呆及症状表现

帕金森病（PD）是仅次于阿尔茨海默病的常见神经变性性疾病，患者主要表现为动作缓慢、手脚或身体其他部位发生震颤、身体僵硬等运动症状，帕金森病常伴发出现非运动症状，如抑郁、焦虑、认知功能障碍、精神病性症状、睡眠障碍、感觉异常及尿便障碍等，其中认知功能障碍是最常见的非运动性症状之一。帕金森病起病缓慢，病程长，一部分患者随着病情进展出现痴呆症状，即帕金森病性痴呆。据报道，约有 30% 的帕金森患者罹患痴呆，是一般人群的 6 倍。

帕金森病性痴呆（PDD）症状较类似于路易体痴呆，两者不同的是，帕金森患者出现痴呆症状的时间为发生动作障碍症状 1 年之后，而路易体痴呆患者动作障碍症状与痴呆症间隔 1 年内。

帕金森病性痴呆认知障碍的主要表现为波动性注意力障碍、执行功能受损、视空间功能障碍、记忆损害、语言改变（主要表现为找词困难或复杂句子的理解困难）等，行为特征常表现为淡漠、缺乏动机和兴趣；人格和情绪改变，包括焦虑和抑郁；幻觉，最多见是视幻觉；妄想；白天睡眠过多等。

五、病程特点

阿尔茨海默病和其他大部分类型的痴呆都是渐进性发展的，患者的认知功能、生活能力和身体功能随着病程发展不断衰退。痴呆患者从发病到死亡，一般病程为 8~10 年，部分甚至长达 15 年，医学上一般将痴呆的病程分为初期、中期和晚期，痴呆症患者病程依病因和个人具体情况有变化，但大致如下。

（一）痴呆初期

即痴呆的早期表现，痴呆症初期症状与正常老化引起的健忘难以区分，容易被家人、朋友甚至专业人员忽略。一篇美国研究显示，有 21% 的家属没有发现受访者患有老年痴呆症，其中 52% 为轻度老年痴呆，13% 为较严重的老年痴呆，还有些家属虽觉察到受访者有记忆力减退状况，但 53% 受访者没有就医。《2019 中国阿尔茨海默病患者家庭生存状况调研报告》显示，85% 的阿尔茨海默病患者家庭认为老人记忆下降是自然衰老过程，没有必要治疗而延迟就诊，患者从出现症状到首次确诊的平均时间在1年以上，67%的患者在确诊时为中重度。

美国阿尔茨海默病协会提出老年痴呆十大警示信号，这些都是可能的早期症状，值得注意（表3-1）。

表3-1　痴呆症十大警示信号

警示信号	表现
记忆力减退影响工作或生活	忘记人名或重要的事，反复问同一个问题等
计划事情或解决问题出现困难	记不住还款每月按时支付的账单等
无法胜任原本熟悉的工作、家务或娱乐活动	资深厨师炒菜走味等
混淆时间和地点	弄错约定时间地点等
视觉影像及空间关系的理解有困难	出现阅读困难，熟悉的地方迷路等
言语表达或书写出现困难	物品名字说错等
物品错误置放且失去回头寻找的能力	找不到眼镜，并且无法回头一步步寻找等
判断力下降	受骗买了不合适东西等
工作或社交退缩	过去喜欢出去活动，现在不去等
情绪或人格改变	原本个性温和，变得焦虑多疑易怒等

注：上诉十大警示信号是以阿尔茨海默病为例，不同类型痴呆症会略有不同。

（二）痴呆中期

此时大脑功能退化更明显，患者已经需要有人随时陪伴和照顾了，具体表现如下。

1. 记忆混乱和记忆丧失程度越来越严重，除了忘记最近的事情外，连过去的记忆也逐渐模糊，常分辨不出原来已知的人物或地点等。

2. 日常生活事务处理更加困难。逐渐无法完成上街购物、安排约会等活动；不能分辨地点，在家附近或熟悉的地区也容易走失；甚至无法独立完成简单的家务劳动等。

3. 个人卫生问题如洗漱、穿衣、吃饭、如厕等需要他人提醒或协助才能完成，偶尔出现大小便失禁。

4. 语言表达和理解更加困难，有时候即使患者说出来了，照顾者也无法理解。

5. 行为症状突出，出现漫无目的地游走，睡眠障碍、昼夜节律颠倒，出现奇怪举止如囤积小物品或碎纸，语言和（或）肢体具有攻击性，出现本能活动亢进，如当众暴露性器官、不恰当接触异性等。

6. 部分患者出现幻觉、妄想，情绪不稳定，波动大。

（三）痴呆晚期

患者丧失自主活动的能力，完全依赖他人协助，具体表现如下。

1. 无法自己穿衣和洗浴；出现吞咽障碍和进食困难，体重下降；经常大小便失禁，有时完全失去控制；肌肉强直，关节挛缩，行走能力逐渐退化，最后可能需要借助轮椅行动或卧床。

2. 记忆力严重丧失，不认识配偶和子女；失去对语言的理解能力，丧失说话能力。

3. 情绪和感觉存在，但广泛受限，情感淡漠及退缩进一步加重，但患者对肢体接触和熟悉的声音仍有反应。

4. 患者常因慢性躯体疾病、营养不良或并发肺部感染和压力性损伤等导致死亡。

（刘风兰　任丽娜）

参考文献

[1] 傅中玲，陈正生，欧阳文贞等原著，陆骊工，李朝晖，陈旭东等修编．老年痴呆症照顾指南．辽宁：辽宁科学技术出版社，2020.

[2] 洪立，王华丽．老年期痴呆专业照护——护理人员实务培训．北京：中国社会出版社，北大医学出版社，中国劳动和社会保障出版社．2014 年 4 月．

[3] 贾建平．中国痴呆与认知障碍诊治指南（2015 年版）．北京：人民卫生出版社，2016.

[4] Alzheimer's Association. 10 warning signs of Alzheimer's disease. J Okla State Med Assoc. 2012, 105（11）: 437-444.

[5] Patterson C. World Alzheimer Report 2018-The state of the art of dementia research: New frontiers. Alzheimer's Disease International （ADI）: London, UK, 2018.

[6]《2019 中国阿尔茨海默病患者家庭生存状况调研报告》发布［EB/OL］. https: //www. adc. org. cn/index. php/article/482. html, 2020-01-09/2021-02-10.

[7] Jia L, Du Y, Chu L, et al, Prevalence, risk factors, and management of dementia and mild cognitive impairment in adults aged 60 years or older in China: a cross-sectional study. Lancet Public Health, 2020, 5 (12): e661-e671.

第二节　痴呆患者的评估

案例：李大爷，87 岁，诊断阿尔茨海默病性痴呆十余年，平时在家由老伴照顾，保姆辅助。李大爷基本日常生活能力困难，吃饭、穿衣、洗澡等均依赖老伴协助，一人外出找不到回家的路，不能单独乘坐交通工具出行。近日因老伴高血压病复发，住院治疗。李大爷开始出现脾气大，不好好吃饭，不好好服药，夜间不睡觉，夜间到处游荡，随地大小便，儿女对于李大爷的变化表现得手足无措，他们担心李大爷的病情会加重，故送入院治疗。针对该患者，从哪些方面全面了解患者的情况？应该给予怎样的照料方式？

如何全面了解痴呆患者的基本信息和身体状况，以达到给予最适合患者的照料方式的目的，学习及掌握痴呆患者的评估是达到这一目的的首要任务，本节着重从痴呆患者认知能力的评估、痴呆患者日常生活能力的评估、精神行为的评估以及老年综合评估四个部分展开阐述。通过评估，可以提前对痴呆患者的现存问题进行早预防、早发现、早干预，减少因并发症加重痴呆患者病情的进展，同时有助于家属和照护者能及早识别痴呆患者的相关问题，提醒家属或照护者及时带老人就医，减轻家属和照护者的经济负担和精神压力。

一、与痴呆患者的沟通技巧

不管是与痴呆患者沟通还是跟正常老年人沟通，首先我们要掌握两个基本原则：体现尊重的原则和体现老人个人价值的原则。掌握了这两个原则，我们才能与痴呆患者建立信任关系，更好地进行相应的评估，及时发现老人存在的问题，给予积极有效的解决方法。痴呆患者因为认知功能受损，记忆力或其他语言理解表达能力下降，在与痴呆患者沟通时会出现不同程度的沟通障碍。尤其是随着病情的进展，患者表达自身需求的能力越来越差，如果未掌握与痴呆患者基本的沟通技巧，有可能在照护过程中因沟通受阻而引发患者一系列的精神行为问题，导致严重后果。因此，掌握评估基础知识可提高患者的配合度及评估的准确率。

案例：陈奶奶今年78岁，患阿尔茨海默病5年，老伴于去年去世后陈奶奶的记忆力就更差了，她唯一的女儿在日本生活，陈奶奶平时由外甥女照顾。前段时间陈奶奶因躯体疾病到综合医院治疗，住院过程中出现精神行为症状，夜间谵妄，幻视，睡眠昼夜颠倒，夜间吵闹不休，转入老年精神科病房继续治疗。因陈奶奶睡眠昼夜颠倒，精神行为症状丰富，家人请了两名陪护人员轮流照顾。这两名陪护人员以往从未照顾过陈奶奶，也不了解陈奶奶的性格特点，在陈奶奶想念在日本的女儿时手足无措，陈奶奶有时候会说：快放我出去，我女儿今晚的飞机，我要去见她。而陪护人员对陈奶奶的表现非常不理解，她们极力阻拦她的行为及言语，告知陈奶奶她女儿没回来，坐飞机更是没影的事情，等等。陪护人员用这些话来安抚陈奶奶，结果导致陈奶奶脾气越来越大。

以上案例中，陪护人员对痴呆患者的照顾缺乏沟通技巧，不熟悉如何与痴呆患者沟通，导致患者出现激越行为。结合这个失败的案例，我们应该了解对于痴呆患者的照顾者而言，越熟悉越好，不能随便更换照顾者。因为痴呆患者的记忆力及认知功能损坏严重，导致患者的日常生活能力下降，对照顾者也越来越依赖。长期照顾者更能与痴呆患者建立一种熟悉的沟通模式，减少因沟通不畅导致的激越行为。

在与痴呆患者的沟通中，长期照护者更有发言权。痴呆患者随着脑功能的下降，对周围环境的适应能力越来越差，对照护者的依赖越来越明显，痴呆患者会更信任长期照护他（她）的人，更依赖熟悉的人和环境。为了避免患者产生不安全感和陌生感，一般不轻易更换痴呆患者的照护者，也不轻易改变患者的居住和生活环境。照护者在照护痴呆患者时存在很大的精神和心理压力，如何做好照护者的自我心理调适，这在后面的章节中会详细讲解。熟悉的照护者在一定程度上为痴呆患者评估提供了有力的支持。照护者是最了解患者的，有照护者坦言：通过患者的一个动作或一个表情，就能判断出患者是饿了、拉了还是不高兴了。因此，贴身照护者有时会比患者的儿女更了解患者的需求。照护者在与患者长期的相处中总结出了跟患者的相处之道。

在与痴呆患者的相处中，我们总结出以下适合痴呆患者的沟通技巧。

1. 合适的沟通场所，避免人多嘈杂，嘈杂的环境会使患者紧张、烦躁不安。选择光线柔和、空间适当环境，尽量与患者面对面对话，适当增加眼神交流，鼓励患者对评估者的问题予以回应。

2. 与痴呆患者交谈时注意使用亲切、礼貌的语言，应注意语言的规范性和逻辑性，简单明了，语速慢。有些老人因为听力下降，沟通时避免高尖的语调，避免说话内容缺乏组织，令人难以理解；避免使用与患者知识水平不符的专有名词，建议使用直接、简单的句子。适时使用安慰性、鼓励性、积极暗示性语言；充分展示对患者的尊重、同情、耐心和关怀。成功的沟通者是把评估当成聊天，营造轻松的氛围，让患者在不知不觉间就完成了相关的沟通内容。

3. 因痴呆患者的认知能力下降，在交谈时要顾及老人的反应能力，让对方有充足的时间接收及回应；语速稍缓，音调节奏顿挫，低频的声音更容易听清楚，切忌不要大声询问，患者未及时反馈时可重复一遍问题，或换一种表达方式解释给患者听，不得表现出不耐烦的情绪。

4. 要用平等的语气与患者对话，遵循尊重老人的原则，严禁使用命令式、责问式、警告、恐吓或惩罚的语气；避免说教式、家长式语调；老年人因为生活阅历丰富、独特的个性特征，具有独有的行为模式和处事原则，沟通者不要试图在初次见面就说服老人或与其争论；也不要对老人的观点评头论足，甚至讥讽或嘲弄；建议直接正面回答老人的问题，逃避或转移话题会导致老人对问题模棱两可，不能理解评估者的意图。避免语言过激；避免刻意改变和压抑对方情绪。做到不解释、不纠正、不对抗，通过积极的肯定、诚恳的支持、行为的鼓励等来实现维护、提升老人的自尊感，增强老人面对困难时的自信心和适应力。我们必须正确认识老人的主观感受，他们对于环境、自身、躯体症状或疾病等会有自身的看法和观点，基于此因素，决定了患者将会产生何种情绪反应、生理反应和行为反应。这是我们要积极正视的问题，避免在沟通过程中形成阻碍。

5. 对记忆力受损的老人可用举例的方法来解释说明问题，以加深记忆，可书写提醒卡片协助记忆，例如：某患者总是记不起自己住院的房间和床位，他对此很苦恼，有时躺在别人的病床上时，又会引起其他患者的不满，患者因此而焦虑烦躁，出现激越行为。工作人员根据患者的需求制订协助记忆的提醒卡，在他的病房门口和床位上设立患者熟悉的醒目标识，解决了患者的问题，患者的焦虑烦躁激越行为也消失了。评估者在评估的过程中要耐心、反复交代，语气平缓，与老人角色互换，请老人复述，对模糊信息进行确认，才能达到效果。

6. 鼓励患者提出疑问，给患者提问的机会，澄清误会。在沟通中时不时询问患者：您有什么疑问吗？沟通者还要注意观察患者的肢体语言、表情动作，发现患者注意力不集中或有困惑的表情时，可适当解释，必要时沟通者可以通过适当提问来引导谈话。针对老人最关心的问题或正在诉说的话题进行提问，可以交替采用开放式与封闭式提问，例如：早晨查房的时候，护士问："李大爷，您昨晚睡得怎么样呀？""昨天的晚餐好吃吗？""您还记得昨天的晚餐吃的是什么吗？"但在交谈开始时尽量避免封闭式提问。在交谈时适时进行总结，常采用："您刚才说的内容包括了……，是吗？"确定双方真正明白彼此的意思；避免一次给予太多的讯息或资料；确认所收集信息的正确性，并取得患者的认同。

除了上述沟通技巧，掌握倾听的技巧也非常重要。倾听是成功沟通的第一步，是建立良好沟通关系最简单最有效的方法。耐心并专注倾听老人及家属的叙述，使老人通过交流的方式把自己的苦闷倾诉出来，适当用身体语言给予肯定与鼓励，如点头、眼神对视、轻拍肩部，同性别的沟通者可给予拥抱、揽着老人的胳膊或肩部等，切忌抚摸老人的头。对老人及家属的提问要耐心解释，然后安慰疏导老人。倾听时注意所讲内容，不要轻易打断或急于概括，也不要一边听一边做其他事情，没有听明白的内容要询问清楚，例如："您能再说一遍您刚说的问题吗？"倾听时注意老人的表情、眼神、姿势、说话语气与交流方式、对沟通的接受度、患者对疾病的认识程度和对交流的期望值；有些家属急于表达老人的一些表现而忽略了老人的感受，沟通者要注意调整，可以分别进行沟通，将双方反馈的内容进行核实。

案例：韩阿姨，69岁，退休前做会计工作，近段时间因记忆力下降睡眠差入院。患者因平时注重养生保健，生活自理能力尚可。患者入院时带了自己的饭盒、碗勺等用具，按照病房的管理要求，护士们想劝患者让家属将饭盒、碗勺带回去，患者不同意，问她原因，她总是支支吾吾不愿说。韩阿姨的儿子一直认为妈妈没啥问题，就是情感太脆弱，动不动就哭，搞得他很烦。而韩阿姨却认为儿子不理解她，不重视她。在住院期间，护士们观察到：韩阿姨是一个非常节俭的人，她带自己的碗勺饭盒是为了将吃不完的饭菜进行留存，等饿了再吃，但她又怕别人说她，所以就不愿意跟护士说，还偷偷把盛饭菜的饭盒藏到床底下。护士们对此很不解。于是护士们打电话给其儿子了解情况。原来，韩阿姨在40岁左右时丈夫就意外去世，她一个人带着儿子长大，她生怕自己养不起儿子，所以总是省吃俭用，自己吃剩饭，给儿子吃好的。现在儿子也有了自己的事业，家庭也很富裕，但韩阿姨长期养成了这种习惯，而且愈演愈烈，有时饭菜剩了好几天了还舍不得倒掉，儿子对她的行为很不满，担心她吃剩饭会影响身体健康，但韩阿姨就是不听。了解这些后，护士们开始关注韩阿姨的食量，按量打饭给她，有剩饭时，护士们就鼓励韩阿姨多吃点，避免浪费，同时让其儿子带牛奶和一些她爱吃的食物存放在食品柜，便于她感到饥饿时适当补充。慢慢地韩阿姨开始向护士们坦露心声，跟护士们聊她的过去，聊她自力更生养育儿子的艰辛，渐渐也改掉了老是吃剩饭的习惯。

通过以上案例，沟通者要注意体会老人的心理状态、言语中的潜台词，从中发现可能的症状线索，以及可能的心理、社会因素，辨别其真实意图。倾听过程中可以辅有恰当的言语动作反馈或用面部表情、目光接触、身体姿势，如点头等姿态，表示在听，鼓励其继续述说。如果老人说话太啰唆，离主题太远时，委婉恰当地加以引导，尤其提倡共情式反馈。

沟通除了语言的交流，非语言交流也非常重要，往往成功的沟通交流中离不开非语言交流的辅助。

非言语沟通是指通过人的目光、表情、动作和空间距离等来进行人与人之间的沟通。它对语言沟通起着强化的辅助作用，老人可能因为疾病或功能退化而丧失语言表达能力，此时非语言沟通就显得更加重要。非语言沟通的要素主要包括访谈环境、交谈双方的距离（0.5~1.0 m 为最佳距离）、角度（推荐相对而坐）、目光（平视、关注、温和）、表情（面带微笑、和善、真诚）、姿势（愿意交流的表现，避免有小动作）等。

二、基本信息采集

（一）患者的基本信息

包括姓名、年龄、出生年月、籍贯、居住地、民族、宗教信仰、文化程度、现在的婚姻状况、既往职业、兴趣爱好、特长、饮食结构、饮食喜好、生活习性等。

（二）采集基本信息的目的

采集患者的基本信息是了解患者情况的第一步，了解患者的基本信息，可以帮助我们进一步认识患者，我们可以根据患者的基本情况采用不同的沟通方式及沟通技巧，例如：对于文化层次比较低的老年患者，沟通时要采用通俗易懂的语言。对于一些听不懂普通话、讲方言的患者，找能讲方言的工作人员与其交流。对于有特殊宗教信仰的患者，沟通时要注意患者的禁忌，避免发生沟通上的误会。

（三）采集基本信息的注意事项

基本信息的采集避免教条式采集，避免让患者觉得像查户口或审查一样，因为有些老人生于特殊年代，对于一问一答的询问方式难以接受。评估者应运用访谈技巧，首先介绍自己，说明缘由，进一步取得患者的信任，同时将想了解的内容穿插到聊天的过程中，让患者消除心理顾虑，可以顺利采集到评估者想要的内容。这需要评估者有充足的耐心和过硬的专业技能。

三、健康信息采集

（一）患者的健康信息

包括患者的身高、体重，有无对药物、食物过敏史，有无吸烟的习惯（现在或过去是否有吸烟情况；若过去吸烟，现在戒了，则询问戒了多少年？），有无饮酒史（现在或过去是否有饮酒情况；若过去饮酒，现在戒了，则询问戒了多少年？），有无物质依赖，既往诊断过什么疾病，服用过什么药物，药物的名称、剂量、频次（保健品不在范围内），有无不规范服药及多重用药的情况，有无住院的情况等。

（二）采集健康信息的目的

采集健康信息可以充分了解患者的具体身体状况，为后面的相关评估打下基础，同时针对患者的健康情况，给予一些健康指导。例如对高血压伴有吸烟史的患者，工作人员可以针对患者的不良生活习惯给予一定的健康指导，这在一定程度上增进了患者与评估者之间的信任度，有利于评估的顺利进行。

（三）采集健康信息的注意事项

健康信息的采集是在基本信息采集的基础上开展的，要求采集者具备一定的医学背景，本着对患者健康负责的态度，仔细了解患者的身体健康情况，态度诚恳、专业，但因为痴呆患者的理解力可能存在一定的问题，采集者必须将专业术语转化成患者可以理解的语言，并保证患者可以理解采集者说话的内容。例如：在询问患者的诊断时，我们可以询问患者：您之前得过什么病吗？有没有住过医院？医生有没有告诉您得了什么病？有没有住院的资料拿给我看看？等等，可以查看病例资料以全面了解患者的健康信息。

四、认知功能评估

在痴呆诊断与治疗过程中，认知功能评估尤为重要。通过对认知功能的评估，有助于实现痴呆的“早提醒，早预防，早发现，早治疗”，筛选痴呆和轻度认知障碍的高危人群，为认知障碍干预研究提供评价标准。

当前认知功能的评估主要依靠量表来实现，选择合适的量表是痴呆早期识别的关键。2020 年，由中国微循环学会神经变性病专委会，中华医学会神经病学分会神经心理与行为神经病学学组，中华医学会神经病学分会神经康复学组发表《阿尔茨海默病康复管理中国专家共识（2019）》。该共识指出，认知功能评估包括综合认知功能评估和单项认知域评估两部分内容。这里重点介绍痴呆总体认知功能的评估方法，以期做到早期诊断、正确干预，提高老年人的生活质量。

综合认知功能评估一般先通过简易量表进行评估；如结果异常，再进行成套神经心理学量表评估。简易量表有简易智能状态检查（mini-mental state examination，MMSE）、蒙特利尔认知评定（Montreal cognitive assessment，MoCA）、画钟测验（clock drawing test，CDT）等量表。其中 MoCA 的敏感性和特异性优于 MMSE。

目前对认知域的评估存在很大的局限性，MMSE 和 MOCA 量表均受语言及文化因素影响较大，且评估的认知域并不全面。但是这两个量表是目前国际公认的量表，所以本节重点介绍 MMSE 和 MoCA 量表的详细评估方法及注意事项。基于目前的状态，需要合理使用 MMSE 和 MoCA 量表，并不能用于诊断及鉴别诊断。评估过程需灵活掌握，并非一字不差地使用指导语，指导语的目的是使被评估者明白此条目的含义，但不能过度重复、过度提示。下面分别介绍这两种量表的评估方法。

（一）MMSE 量表评估

MMSE 量表是 1975 年 Flostein 等编制，目前运用最广泛的认知筛查量表（表 3-2）。我国采用中文修订版。其信效度高，敏感性好，易操作。MMSE 评估的具体项目共分为 11 项，包括时间定向、地点定向、即刻记忆、注意和计算、近记忆检查、物体命名、语言复述、语言理解、阅读理解、句子书写以及图形描画。共 30 个问题，每项回答正确计 1 分，回答错误或不知道计 0 分，总分范围为 0~30 分。用时 5~10 分钟，适用于老年人，可作为大样本流行病学调查的筛查工具。

表 3-2　MMSE 简易智能精神状态检查量表

姓名：__________　　性别：__________　　年龄：_______

文化程度：__________　　评定时间：_______　　评估者：_________

项目		记录	评分	
Ⅰ定向力（10 分）	星期几		0	1
	几号		0	1
	几月		0	1
	什么季节		0	1
	哪一年		0	1
	省市		0	1
	区县		0	1
	街道或乡		0	1

（续表）

项目			记录	评分	
	什么地方			0	1
	第几层楼			0	1
Ⅱ记忆力（3分）	皮球			0	1
	国旗			0	1
	树木			0	1
Ⅲ注意力和计算力（5分）	100−7			0	1
	−7			0	1
	−7			0	1
	−7			0	1
	−7			0	1
Ⅳ回忆能力（3分）	皮球			0	1
	国旗			0	1
	树木			0	1
Ⅴ语言能力（9分）	命名能力	钥匙		0	1
		钢笔		0	1
	复述能力	四十四只石狮子		0	1
	三步命令	右手接过纸		0	1
		双手把纸对折		0	1
		把纸放在大腿上		0	1
	阅读能力	请闭上您的眼睛		0	1
	书写能力			0	1
	结构能力	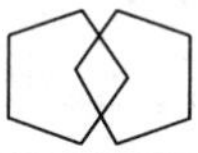		0	1
总分					

MMSE 评估前准备：

1. 受试者如果需要，可以佩戴平时常用的助听器、老花镜等。

2. 测试环境安静，不被打扰，无钟表、日历等具有提示性的物品。

3. 评估员必须是经过培训且培训合格。

4. 评估员在评估前应准备好本次评估所需要的所有评估工具和材料。

MMSE 具体操作：

开场：可以由简单询问问题导入：“您记忆力方面有问题吗？我能问几个有关您记忆力方面的问题吗？”对受试者每个问题的回答按原样记录下来；

如受试者要求再次确认或者表现得很焦虑，可以鼓励说“您做得很好”。

条目一，时间定向：用于评估时间定向能力。

星期几		0	1
几号		0	1
几月		0	1
什么季节		0	1
哪一年		0	1

指导语：询问现在的具体时间，可以按照表格上的文字询问：今年是哪一年？现在是什么季节？现在是几月份？今天是几号？今天是星期几？

注意事项：

1. 年份、月份、星期几必须准确无误，但日期加减一天均得分。

2. 对季节的评分，在季节变换前 1 个星期后 2 个星期，则评为正确。

3. 每个正确答案为 1 分，最大分值为 5 分。

条目二，地点定向：用于评估地点定向能力。

省市		0	1
区县		0	1
街道或乡		0	1
什么地方		0	1
第几层楼		0	1

指导语：“我们现在在什么地方”。询问以下每个问题：这是什么城市（城市名）？这是什么区（区域名）？这是什么街道？这是第几层楼？这是什么地方？

注意事项：

1. 先问目前评估时所在的地方，具体地点，什么区，什么街道，第几层楼。对于刚到一个新地点的老人，可能确实不知道目前所在地址，可以再次询问其家庭住址的上述问题。评估结果以最后一个问题（比如家庭住址）为准。

2. 每个正确答案评为 1 分，最大分值为 5 分。

条目三，单词回忆：评估学习并记住三个不相关词语的能力和注意力。

指导语：“现在我要说三样东西的名称，在我全部讲完之后，请您重复一遍。请您记住这三样东西，因为几分钟后还要再问您。皮球、国旗、树木。请您重复”。

注意事项：

1. 每两个词语之间停顿 1 秒，语速中等。

2. 只对受试者第一次尝试回忆的结果评分，词语的顺序可忽略。

3. 如受试者没有复述出全部 3 个词语，则再重复念一遍，允许 5 次尝试。如果 5 次后仍未记住这 3 个词语，则可跳过条目五“单词回忆”检查。

条目四，100 连续减 7：评估注意力及计算力。

指导语：现在请您算一算，从 100 中减去 7，所得的数再减 7，一直算下去，将每减一个 7 后的答案告诉我，直到我说“停”为止。

注意事项：

1. 连续 5 次后停止。

2. 如有必要，可提醒受试者“继续”。最多只能提示“再减 7”。提示只能到此为止，一定不能将刚才的得数重复一遍，比如“93−7 等于几”，这样是错误的。

3. 记录答案，共 5 分。每次的差数是 7 计 1 分；若前次错了，但下一个计算是对的，对的那次计 1 分。

4. 不要重复被试答案，不能用笔算。

条目五，单词回忆：评估延迟回忆能力。

指导语：“现在请您说出刚才我让您记住的哪三种东西？”

注意事项：

1. 不给受试者任何提示。

2. 顺序错误可忽略不计，同样得分。

3. 回忆出的每个正确词语为 1 分，最大分值为 3 分。

条目六，命名：评估辨认和命名的能力。

指导语：向受试者展示一支铅笔，并问道：“请问这是什么”。待受试者回答完上一个问题，指着手表重复该问题。

注意事项：

1. 不要让受试者拿或触摸物品。

2. 不要演示物品的使用，比如，不能拿着铅笔一边写字，一边问被评估者“这是什么”。比如，指着戴着的手表，询问被评估者“这是什么”。可以把铅笔和手表打印成照片，指着照片询问被评估者。

3. 不要提供任何暗示或线索。

4. 给每个正确答案评为 1 分，最大分值为 2 分。

5. 不可以使用其他常见物品代替，如眼镜、椅子等。

条目七，复述：评估复述能力。

指导语：请您跟我说“四十四只石狮子”。

注意事项：

1. 只有复述完全正确才能计 1 分。多一字、少一字都不得分。

2. 在指导语完成后，即使受试者说没有听清楚，也不能再重复。

3. 国内有的版本将句子改为“大家齐心协力拉紧绳”。

条目八，语言理解能力：评估倾听、理解和执行能力。

指导语：向受试者出示一张纸，询问被评估者：“我给您一张纸，请您照我说的去做：用右手拿起这张纸（停顿），双手把它对折起来（停顿），放在您的左腿上”。

注意事项：

1. 做的动作顺序正确才得分，每个正确动作计 1 分，最大分值为 3 分。

2. 全部指导语说完后再完成指令、不能边说边做，不要重复或示范。

3. 如受试者用左手拿纸，那么该部分评为 0 分；双手拿纸时需注意受试者最开始是用哪个手接的。

4. 可以沿任一方向将纸对折起来，只要是对折即可。

5. 只能对折一次，对折之后再对折等折两次及以上都是错误的。

条目九，阅读：评估阅读和理解能力。

指导语：对受试者说：“请您念一念这句话，并按这句话的意思去做”。句子：请闭上您的眼睛。

注意事项：

1. 受试者大声朗读这些词语，全部读对且做出相应动作得 1 分。

2. 如果受试者读完没有闭上眼睛，评为 0 分。

3. 对于文盲或不识字的被评估者，跳过此题，按 0 分计算。

条目十，书写：评估书写句子的能力。

指导语：给受试者一张空白纸，向受试者说："请您写一句完整的话"。

注意事项：

1. 由患者自己写，不能抄写，句子必须有主语、谓语，并有实际意义。
2. 因语法、拼写或标点错误不扣分。
3. 正确的句子评 1 分，错误的句子评 0 分。
4. 对于文盲或不识字的被评估者，跳过此题，按 0 分计算。

条目十一，画图：评估视觉空间能力。

指导语：将两个交叉的五边形放在受试者面前。指导语："这是一张图，请您在空格中照原样把它画出来"。

注意事项：

1. 评分：必须画出 10 个角，两个五边形交叉，交叉图形呈四边形，全部正确得 1 分。
2. 线条抖动和图形旋转可以忽略。
3. 如果受试者对图形不满意，允许其再尝试一次绘制图形，以最后一次为准。

MMSE 评分参考：总分在 27~30 分为正常，25~27 分为 MCI，<25 分为认知功能障碍。

采用严重程度分数方法：

轻度：MMSE 21~24 分。

中度：MMSE 10~20 分。

重度：MMSE ≤ 9 分。

文化程度区分判定：根据患者的学习经历和年龄划分痴呆标准，即文盲评估总分≤ 17 分，小学评估总分≤ 20 分，中学评估总分≤ 22 分，大学评估总分≤ 23 分，达不到此分值者，均被认为有不同程度的认知功能损害或障碍。

MMSE 缺点：MMSE 受被试者的受教育程度影响，受教育程度高的老人可能会出现假阴性，受教育程度低的老人可能会出现假阳性，且对轻度认知功能障碍的检出不敏感，存在"天花板效应"和"地板效应"。MMSE 仅是筛查量表，不能用于痴呆的诊断及鉴别诊断，其评分参考的轻度、中度、重度也不能作为诊断依据。仅能作为参考。目前尚没有证据支持该测试作为一个独立的测试识别出易患痴呆的高风险人群。

（二）MoCA 量表评估

MoCA 量表（表 3–3）是 Nasreddine 教授等于 2004 年制订的对 MCI 进行快速筛查的评定工具。敏感性高，特异性好，覆盖认知领域广，包括注意

表 3–3　蒙特利尔认知评估量表（MoCA）

姓 名		性 别		年 龄		文化程度	
门诊号/病床号		随访电话		评定员		评定时间	

视空间与执行功能	复制立方体	画钟表（11点过10分）[3分]	得 分	备注
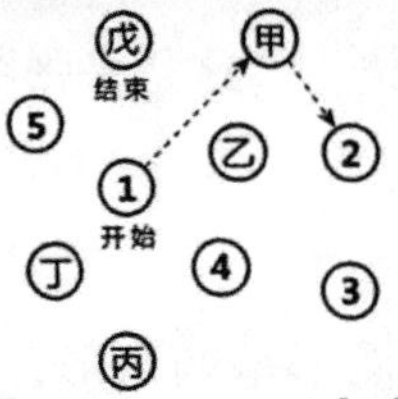 [ ]	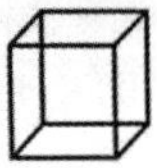 [ ]	轮廓[ ] 数字[ ] 指针[ ]	___/5	

命名	得 分	备注
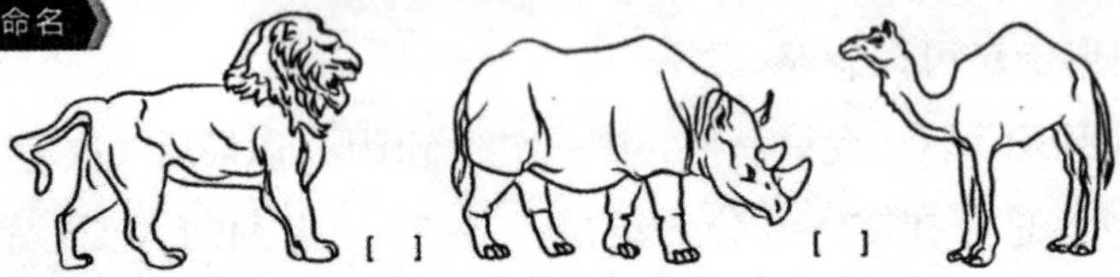 [ ]　[ ]　[ ]	___/3	

记忆 读出右侧词语 而后由患者重复上述过程 重复2次，5分钟后回忆		面 孔	天鹅绒	教 堂	菊 花	红 色	得 分	备注
	第一次						不计分	
	第二次							

注意			得 分	备注
读出右侧数字，请患者重复（每秒1个）	[ ] 顺背：21854	[ ] 倒背：742	___/2	
读出下列数字，每当数字1出现时，患者必须用手敲打一下桌面，错误数大于或等于2个不给分 [ ] 5 2 1 3 9 4 1 1 8 0 6 2 1 5 1 9 4 5 1 1 1 4 1 9 0 5 1 1 2			___/1	
100连续减7	[ ] 93　[ ] 86　[ ] 79　[ ] 72　[ ] 65 4-5个正确给3分，2-3个正确给2分，1个正确给1分，全部错误给0分		___/3	

语言			得 分	备注
重 复	我只知道今天张亮是来帮过忙的人。	[ ]	___/2	
	狗在房间的时候，猫总是躲在沙发下面。	[ ]		
流畅性	在1分钟内尽可多的说出动物的名字	[ ] ____（N≥11名称）	___/1	

抽象	词语相似性：如香蕉-橘子=水果　[ ] 火车-自行车　[ ] 手表-尺子	___/2	

延迟记忆		面 孔	天鹅绒	教 堂	菊 花	红 色		得 分	备注
	回忆时不能提示	[ ]	[ ]	[ ]	[ ]	[ ]	仅根据非提示回忆计分	___/5	
选 项	分类提示								
	多选提示								

定向	[ ] 日期	[ ] 月份	[ ] 年代	[ ] 星期几	[ ] 地点	[ ] 城市	___/6	

总 分	______ /30

与集中、执行功能、记忆、语言、视空间技能、抽象思维、计算和定向共 8 个认知领域。目前国内有 5 个版本：北京版、长沙版、广东版、香港版、台湾版。最常用的是北京版，这里主要介绍北京版的操作评估方法。

条目一，交替连线测验：评价执行功能。

指导语："我们有时会用 123……或者汉语的甲乙丙……来表示顺序，请您按照从数字到汉字并逐渐升高的顺序画一条连线。从这里开始［指向数字（1）］，从 1 连向甲，再连向 2，并一直连下去，到这里结束［指向汉字（戊）］"。

注意事项：

1. 要求受试者能灵活地从数字转换到汉字。

2. 当患者完全按"1–2– 乙 –3– 丙 –4– 丁 –5– 戊"的顺序进行连线且没有任何交叉时给 1 分。

条目二，复制立方体：评价视空间功能、计划能力。

指导语：检查者指着立方体："请您照着这图在下面的空白处再画一遍，并尽可能精确"。

注意事项：同时符合下列标准时给 1 分，只要违反其中任何一条即为 0 分：①图形为三维结构；②所有的线都存在；③无多余的线；④相对的边基本平行，长度基本一致，长方体或棱状体也正确。

条目三，画钟试验：评价视空间和运动整合功能、执行。

指导语：请您在此处画一个钟表，填上所有的数字，并且指针指向 11 点 10 分。

注意事项：符合下列三个标准时，分别给 1 分，共 3 分。

1. 轮廓（1 分）：表面必须是个圆。允许有轻微的缺陷，如：没有闭合可忽略。

2. 数字（1 分）：所有的字必须完整且无多余的数字；数字顺序必须正确且在正确象限内；可以是罗马数字；数字可以放在圆圈之外。

3. 指针（1 分）：必须有两个指针一起指向正确的时间时针，时针明显短于分针，指针的中心交点必须在表内且接近于钟表的中心。

条目四，命名：评价对动物的语义和概念性理解，找词困难或语义记忆障碍。

指导语：自左向右指着图片问患者："请您告诉我这个动物的名字"。

注意事项：

1. 每答对一个给 1 分，最高分值 3 分。正确回答是：①狮子；②犀牛；③骆驼或单峰驼。

2. 第二张图，如果被评估者回答“牛”，则需要进一步询问“请问这是什么牛”，这时如果回答“犀牛”，则得 1 分；如果回答其他的牛，则不得分；如果仍回答“牛”，则不得分。

3. 第三张图，回答“骆驼”或“单峰驼”都得 1 分。

条目五，记忆。

指导语：这是一个记忆力测验。在下面的时间里我会给您读几个词，要注意听，一定要记住。当我读完后，把您记住的词告诉我。回答时想到哪个就说哪个，不必照我读的顺序。

把患者回答正确的词在第一试的空栏中标出。当患者回答出所有的词，或者再也回忆不起来时，把这 5 个词再读一追，并向患者说明：我把这些词再读一遍，努力去记并把记住的词告诉我，包括您在第一次已说过的词。把患者回答正确的词在第二试的空栏中标出。第二试后，告诉患者一会儿还要让他回忆这些词：在检查结束后，我会让您把这词再回忆一次。

注意事项：

1. 检查者以每秒 1 个词的速度读出 5 个词。

2. 这两次回忆均不计分。

条目六，注意：评价瞬时记忆及注意力。

指导语（顺背）：下面我说一些数字，您仔细听，当我说完时您就跟着照样背出来。按照每秒 1 个数字的速度读出这 5 个数字。

（倒背）：下面我再说一些数字，您仔细听，但是当我说完时您必须按照原数倒着背出来。按照每秒 1 个字的速度读出这 3 个数字。

注意事项：

复述准确每一个数列分别给 1 分。

条目七，警觉性：评价注意力。

指导语：检查者以每秒 1 个数字的速度读出数字串，并向患者说明。下面我要读出一系列数字，请注意听。每当我读到 1 的时候，您就拍一下手（或者敲一下桌面）。当我读其他的数字时不要拍手。

注意事项：

1. 如果完全正确或只有一次错误得 1 分，否则 0 分。

2. 错误是指当读 1 的时候没有拍手，或读其他数字时拍手。

条目八，计算力：评价注意力和计算功能。

指导语："现在请您做一道计算题，从 100 中减去一个 7，而后从得数中再减去一个 7，一直往下减，直到我让您停下为止。"如果需要，可以再向被评估者讲一遍。

注意事项：

1. 总分为 3 分。全部错误计 0 分，一个正确 1 分，2~3 个正确得 2 分，4~5 个正确得 3 分。

2. 每次的差数是 7 计 1 分；若前次错了，但下一个计算是对的，对的那次计 1 分。

条目九，语言复述：评价语言功能：复述。

指导语：现在我要对您说一句话，我说完后请您把我说的话尽可能原原本本地复述出来【暂停一会】：我只知道今天张亮是来帮过忙的人。患者回答完毕后，现在我再说另一句话，我说完后请您也把它尽可能原原本本地复述出来【暂停一会】：狗在房间的时候，猫总是躲在沙发下面。

注意事项：

复述完全正确，每句话分别计 1 分。多一字或少一字都不得分。

条目十，词语流畅性：评价语义流畅性。

指导语：请您尽可能快、尽可能多地说出您所知道的动物的名称。时间是 1 分钟，请您想一想，准备好了吗？开始。计时 1 分钟后停止。

注意事项：

1. 如果患者 1 分钟内说出的动物名称超过 11 个计 1 分。同时在量表的背面或两边记下患者的回答内容，便于后续核对。

2. 龙、凤、麒麟等神化动物也正确。

3. 意义相同的词只计 1 个，比如"大鸟"和"小鸟"，只能计 1 个；但是有意义的词则都计，比如"三文鱼""比目鱼"则计 2 个。

条目十一，抽象：评价执行功能。

指导语：让患者解释每一对词语在什么方面相类似，或者说他们有什么共性。答案是共同特点者为正确，而如果为某一个具体特征，则算错误。指导语从例词开始，指导语：“请您说说橘子和香蕉在什么方面相似”？如果患者回答的是一种具体特征（例如，都有皮或都能吃等），那么只能再提示一次：“请再换一种说法，它们在什么方面相似”？如果患者仍未给出准确答案（水果），则说“您说的没错，也可以说它们都是水果”。但不要给出其他任何解释或说明。在练习结束后，说：“您再说说火车和自行车在什么方面相类似”？当患者回答完毕，再进行下一组词：“您再说说手表和尺子在什么方面相类似”？不要给出其他任何说明或提示。

注意事项：

1. 只对后两组词的回答进行评分。回答正确，每组词分别计 1 分。

2. 只有下列的回答被视为正确：火车和自行车：运输工具；交通工具；旅行用的。手表和尺子：测量器；测量用的。

3. 下列回答不能得分。火车和自行车：都有轮子。手表和尺子：都有数字。

条目十二，延迟回忆：评价短时言语记忆回忆功能，记忆提取功能。

指导语：“刚才我给您读了几个词让您记住，请您再尽量回忆一下，告诉我这些词都有什么？”对未经提示而回忆正确的词，在下面的空栏中打钩（√）做标记。

注意事项：

1. 仅根据非提示回忆计分，每答对 1 个得 1 分；词语顺序可忽略。

2. 提示步骤：用于判断记忆障碍的类型。

提取障碍：提示后能回忆。常见于皮质下痴呆（如 PD、VaD）或 FD，HIV 感染。

编码失败：提示无效，原因多为海马萎缩，常见于 AD、Wernicke 脑病或 Korsakoff 综合征等。

3. 在自由回忆之后，对未能回忆起来的词，通过语义分类线索鼓励患者尽可能地回忆。但是线索回忆不计分。经分类提示或多选提示回忆正确者，在相应的空栏中打（√）做标记。先进行分类提示，如果仍不能回忆起来，再进行多选提示。例“下列词语中哪一个是刚才记过的，鼻子，面孔，手掌？”各词的分类提示和（或）多选提示如下：

	分类提示	多选提示
面孔	身体的一部分	鼻子、面孔、手
天鹅绒	一种纺织品	棉布、的确良、天鹅绒
教堂	一种建筑	教堂、学校、医院
菊花	一种花	玫瑰、菊花，牡丹
红色	一种颜色	红色、蓝色、绿色

条目十三，定向力：评价时间定向力、地点定向力。

指导语："请您告诉我今天是什么日期？"如果患者回答不完整，可提示患者"告诉我现在是哪年、哪月，今天确切日期、星期几"。然后再问"告诉我这是什么地方，在哪个城市"。

注意事项：

患者必须回答精确的日期和地点（医院、诊所、办公室的名称），日期多一天少一天都不得分。

MoCA 评分参考：

1. 量表总分 30 分，英文原版测试结果提示划界分为≥ 26 分；如果受教育年限≤ 12 年则加 1 分。

2. 北京版、香港版、广东版、台湾版：受教育年限 <12 年则加 1 分。

3. 香港版和长沙版：受教育年限 6 年加 1 分。

4. 有学者根据我国广州老年人群测试果划定分界值为 25 分；认为 14~25 分考虑 MCI，<14 分考虑为痴呆。

5. 每一个条目得分不能代表相应的认知领域得分，仅作参考。也不能仅仅根据量表得分诊断痴呆。

（邵　园　王　建）

参考文献

[1] 中华医学会神经病学分会神经心理与行为神经病学学组. 常用神经心理认知评估量表临床应用专家共识. 中华神经科杂志, 2019, 52: 166-176.

[2] 郭启浩, 洪震. 神经心理评估. 第 2 版. 上海科学技术出版社, 2016.

[3] 中国微循环学会神经变性病专委会, 中华医学会神经病学分会神经心理与行为神经病学学组, 中华医学会神经病学分会神经康复学组. 阿尔茨海默病康复管理中国专家共识 (2019). 中华老年医学杂志, 2020, 39: 9-19.

[4] 中华医学会神经病学分会神经心理与行为神经病学学组 . 常用神经心理认知评估量表临床应用专家共识 . 中华神经科杂志 , 2019, 52: 166–176.
[5] Martin A, Healy L, McElwaine P, et al. Screening for cognitive impairment in older general hospital patients: comparison of the six–item cognitive impairment test with the mini–mental state examination. A reply. Int J Geriatr Psychiatry, 2012, 27: 763–764.
[6] Palmqvist S, Hansson O, Minthon L, et al. Practical suggestions on how to differentiate dementia with Lewy bodies from Alzheimer's disease with common cognitive tests. Int J Geriatr Psychiatry, 2009, 24: 1405–1412.
[7] Wu C, Dagg P, Molgat C. A pilot study to measure cognitive impairment in patients with severe schizophrenia with the Montreal Cognitive Assessment (MoCA). Schizophr Res 2014, 158: 151–155.
[8] 张立秀 , 刘雪琴 . 蒙特利尔认知评估量表中文版广州市养老院人群划界分探讨 . 中国心理卫生杂志 , 2008, 22: 123–125.

五、日常生活活动能力评估

案例：李大爷今年 76 岁了，患血管性痴呆症 2 年。李大爷年轻时当兵，身体素质好，转业后到某商场做经理，工作能力强，爱讲究，每天都乐呵呵的，是同事眼里和蔼可亲的好领导，李大爷做了一手好菜，热情好客，经常请同事到家里品尝他做的饭菜，直至退休。李大爷有饮酒史、高血压病史及脑卒中病史。家属反映近半年以来，李大爷像变了个人似的，原来他是家里的财务管家，退休多年理财仍是一把好手，但现在连出去买菜都经常算不了账了，经常多给钱或给少钱。之前还能帮家里做做饭，现在连吃饭都需要家人督促，不叫他吃饭，他就不吃，把自己搞得邋里邋遢的，原来的总经理形象全都不见了，变成了一个不修边幅的老头，甚至还动不动因为家人协助其洗漱而大发脾气。李大爷的日常生活活动能力怎么样呢，如何评估?

（一）定义

日常生活活动能力（ADL）是老年人维持生活自理所需的基本活动能力，分为两个层次：第一个层次是基本日常生活活动能力（BADL），第二个层次是工具性日常生活活动能力（IADL）。

日常生活活动能力是否完整是老年人能否独立生活的标志，这个能力一旦丧失，也就标志着老年人独立生活时期的结束。因此掌握日常生活活动能力的评估对疾病的判断和诊治有着非常重要的意义。

（二）评估过程

信息来源：老人本人、家属或其他照护者等，通过对以上人员的仔细询问，加上工作人员的直接观察才能做出一个综合考量。

询问方法：是不是独立完成的？是否需要他人监督、提示或协助？需要他人如何监督、提示或协助？如果被评估者正在使用辅具，并且可以在辅具下独立完成活动，则视为患者可以全面自理。

（三）注意事项

1. 以最近一个月的能力为准，若受试者正在使用辅具，则以辅具使用之下的情形评估。

2. 因为健康问题或衰老，导致无能力做这件事才属于失能。以下情况不属于失能：不会做；不愿意做；没做过；都由别人帮忙做。

3. 部分痴呆患者或者患有严重抑郁的患者，虽有能力做，可能会因忘记某个动作而需要有人提醒或协助才能完成，或者某些患者在完成某项行为动作上有安全上的考虑需要他人在一旁不时监督，均属于需要帮助的范围。

4. 评估患者的日常生活活动能力时，若患者有失智症、智能障碍、精神障碍、沟通能力有障碍、重病或身体虚弱等情形之一者，因无法坚持，且经判断无法正确回答题目，可通过询问主要照护者来完成评估。

（四）评估步骤

1. 基本日常生活活动能力

（1）定义：基本日常生活活动能力（BADL）指吃饭、穿衣、如厕、梳理、离床活动、洗澡等旨在维持生命持续条件的基本日常活动，如果这部分能力受损，老年人独立生存的状态将无法维系，需要外界提供持续的、及时的支持。

（2）评估工具：BADL 的评估采用国际通用的 Barthel 指数，包括 10 项内容：进食、洗澡、修饰、穿衣、尿便控制、如厕、床椅转移、平地行走、上楼梯和下楼梯。总分 100 分，得分越高，独立性越好，依赖性越小。

①上卫生间

定义："上卫生间"包括去厕所或使用尿壶及便盆、解开衣裤、擦净、整理衣裤、冲水等过程。

评估方法：询问老人“您能够自己上厕所吗？需要人帮忙吗？（若有）那平常都是怎么帮您呢？”

注意事项：如厕的方式不仅限于上厕所，还包括使用便盆、便椅或尿壶，使用人工肛门，穿戴成人尿垫、尿布、留置导尿管等。

评估结果：

◆ 1分：完全自理，无大小便失禁

◆ 0分

◎ 需提醒，或需帮助洁身，或偶有渗便或尿裤（最多每周1次）

◎ 熟睡时发生渗便或尿裤（每周不止1次）

◎ 清醒时发生渗便或尿裤（每周不止1次）

◎ 大小便失禁

②进食

定义：“进食”指使用合适的器具将食物送进嘴里、咀嚼和吞咽的行为过程，或者使用胃管进食。不包括自行准备食物、餐具或盛饭等。

评估方法：询问老人“您能自己吃饭吗？需要别人帮忙吗？（若有），那平常都是怎么帮您呢？”

评估结果：

◆ 1分：完全自理

◆ 0分

◎吃饭需一点帮助（或）需流质饮食（或）饭后需人擦洗

◎吃饭需适当帮助，饭后不洁净

◎吃饭需特殊照顾

◎不能自己进食或抵抗别人喂食

③穿衣

定义：“穿脱衣服”指穿（脱）平常的上身衣物和下身衣物、系扣、拉拉链、穿脱鞋袜、系鞋带等。有需要时也包括佩带腰围、假肢及矫形器。

评估方法：询问老人“您能够自己穿脱衣服和鞋袜吗？需要人帮忙吗？（若有）那平常都是怎么帮您呢？”

评估结果：

◆ 1分：自己在衣柜中选择衣物，穿衣脱衣自理

◆ 0 分：

◎ 穿衣脱衣需一点帮助

◎ 穿衣选衣需适当帮助

◎ 需人帮助穿衣，但能配合

◎ 完全不能穿衣并抵抗别人帮助

④梳理

定义：包括整洁、洗头、修剪指甲、洗脸、整理衣着等。

评估方法：询问老人“您能自己洗头、修剪指甲、洗脸、整理衣着吗？需要人帮忙吗？（若有）那平常都是怎么帮您呢？”

注意事项：需要询问老人或照顾者“梳理”定义中所有需要完成的行为动作，如老人可能在洗脸方面是完全独立的，但在修剪指甲方面需要他人的帮助，此视为需要帮助。

评估结果：

◆ 1 分：总是穿着整洁，梳理体面

◆ 0 分：一般能自己梳理，偶尔需要一点帮助，如刮脸另需适当帮助才能完成梳理

◎ 完全需要别人帮助梳理，但完成后保持较好

◎ 拒接别人帮助梳理

⑤离床活动

定义：是指老人从床上自行坐起来下床行走的能力。

评估结果：

◆ 1 分：可以四处行走

◆ 0 分

◎ 可在社区内活动

◎ 可在帮助下行走：a. 陪护　b. 栏杆　c. 拐杖　d. 助行器　e. 轮椅

◎ 可坐在无扶手的椅子或轮椅上，但需要他人帮助

◎ 大半时间卧床不起

⑥洗澡

定义：包括洗澡的全过程（洗、冲、擦干），洗颈部以下部位（背部除外）。不包括准备过程、洗头和洗背部。

评估方法：询问老人“您能够自己洗澡吗？需要人帮忙吗？（若有）那平常都是怎么帮您呢？”

评估结果：

◆ 1 分：能自己洗澡（盆浴、淋浴或擦洗）

◆ 0 分

◎ 能自己洗澡，但需要他人帮助进出澡盆

◎ 可以自己洗脸或手，但不能洗其他部位

◎ 不能自己洗漱，但可与陪护者配合

◎ 从不打算洗漱，并拒绝别人帮助洗漱

2. 工具性日常生活活动能力

（1）定义：工具性日常生活活动能力（IADL）是指老年人能够完成基本社会性活动所需的能力，包括家务劳动（诸如洗衣、做饭）、购物、管理财物、打电话、乘坐交通工具、服药等活动，老人完成该类活动的能力受损不会直接危及他们的生命，但是其对周围环境的参与和控制能力降低，从而导致生活质量的下降。

（2）评估工具：IADL 的评估采用劳顿 – 布洛迪量表。包括 8 项内容：上街购物、使用交通工具、食物烹调、家务维持、洗衣服、使用电话、服用药物、处理财务，每个项目分为 0 分和 1 分，总积分在 0~8，得分越高，独立性越好，依赖性越小。

注意：每一项目都描述了老年人可胜任的最低功能级别，某些项目只要具备基本能力就能得 1 分。

①上街购物

定义：指被评估者独立完成所有购物需求的能力。

评估方法：询问患者本人、家属或主要照顾者。

评估结果：

如果独立完成所有购物需求：1 分

◆指老人能够独立购买任何想要的物品，包括必需品和非必需品

如果独立购买日常生活用品：0 分

◆指老人仅能独立在附近商店购买简单的日常生活必需品（例如卫生纸、牙膏等），购买较复杂的商品就需要有人陪。

如果每次上街购物都需要人陪伴：0 分

◆老人只要有人陪伴，就可以完成购物。

如果完全不上街购物：0 分

◆老人因身体、精神或智能状况因素，完全不能购物。

②使用交通工具

定义：指被老人使用交通工具或自行驾驶的能力。

评估方法：询问患者本人、家属或主要照顾者。

评估结果：

◆ 1 分：能够独立乘坐公共交通工具或独自驾车

◆ 1 分：能够独立乘坐出租车并安排自己的行车路线，但不能乘坐公交车

◆ 1 分：在他人帮助或陪伴下能乘坐公共交通工具

◆ 0 分：仅能在他人陪伴下乘坐出租车或汽车

◆ 0 分：不能外出

③食物烹调

定义：指被评估者能够独立计划、烹煮和摆设一顿适当饭菜的能力。

评估方法：询问患者本人、家属或主要照顾者

评估结果：

◆ 1 分：能独立计划、烹煮和摆设一顿适当的饭菜

◆ 0 分：如果准备好一切的佐料，会做一顿适当的饭菜

◆ 0 分：会将已做好的饭菜加热

◆ 0 分：需要别人把饭菜做好、摆好

④家务维持

定义：指被评估者完成家务活动（例如洗碗、除尘、整理床铺等）的能力。

评估方法：询问患者本人、家属或主要照顾者。

评估结果：

◆ 1 分：能做比较繁重的家务或偶尔需协助（如搬动沙发、擦地板、擦窗户）

◆ 1 分：能做比较简单的家务，如洗碗、擦桌子、铺床、叠被

◆ 1 分：能做比较简单的家务，但不能达到可被接受的整洁程度

◆ 1 分：所有家务活动均需要在别人帮助下完成

◆ 0 分：完全不能做家务

⑤洗衣服

定义：指被评估者清洗衣物（含晾晒衣物）的能力。

评估方法：询问患者本人、家属或主要照顾者。

评估结果：

1 分：自己清洗所有衣物

◆不论老人用什么工具洗衣服（洗衣机或以洗衣板用手洗），可以洗（晾晒）所有的衣服，且可自行完成

1 分：只清洗小件衣物或部分衣物需协助

◆只能洗内衣裤或袜子等小件衣物，或需他人协助晾晒衣物或洗涤厚重衣物

0 分：所有衣物必须由别人洗及晾晒

⑥使用电话的能力

定义：指被评估者拨打或接听电话的能力。

评估方法：询问患者本人、家属或主要照顾者。

评估结果：

1 分：能独立使用电话，会查电话簿、拨号等

1 分：仅可拨熟悉的电话号码

1 分：仅会接电话，不会拨电话

◆只能接听电话，并能听懂对方所说的内容

0 分：完全不会使用电话或不适用

⑦服用药物

定义：指被评估者能自己负责在正确时间服用正确药物的能力。

评估方法：询问患者本人、家属或主要照顾者。

评估结果：

1 分：能自己负责在正确的时间服用正确的药物

0 分：需要提醒或少许协助

◆老人有时会忘记吃药，需提醒时间和剂量

0 分：药品事先按照时间和剂量摆好，可以自行服用

◆需他人准备好份量，按时间和剂量摆好，老人可自行服用

0 分：不能自己服药

◆包括乱吃、拒吃、藏药、无法自行服药

⑧处理财务能力

定义：指被评估者自行处理财务的能力

评估方法：询问患者本人、家属或主要照顾者。

评估结果：

1 分：可独立处理财务

◆指到邮局（银行）提存款、支付房租、账单、给钱、找钱等

1 分：可以处理日常的购买，但需要别人的协助与银行的往来或大宗买卖

◆只能处理日常购买（给钱、找钱），无法处理与银行或金额较大的财务

0 分：完全不能处理财务

日常生活活动能力量表见表 3-4。

表 3-4　日常生活活动能力量表

条目评分：1. 自己完全可以做	评定日期
2. 有些困难	
3. 需要帮助	
4. 根本没办法做	
使用公共车辆	
行走	
做饭菜	
做家务	
吃药	
吃饭	
穿衣	
梳头、刷牙等	
洗衣	
洗澡	
购物	
定时上厕所	
打电话	
处理自己的钱财	
总分	

综合评分结果：

依赖程度	BADL	IDAL
生活自理	6 分	8 分
轻度依赖	6 分	≤ 7 分
中度依赖	3~5 分	
重度依赖	0~2 分	

结论：□日常生活自理 □轻度依赖 □中度依赖 □重度依赖

六、精神行为症状评估

案例：徐大爷今年 84 岁，患老年痴呆 2 年，徐大爷年轻时是某省党刊编辑，思维缜密，说话严谨，领悟力强，工作能力出色，是当地有名的知识分子。徐大爷育有两个女儿，都培养得很好，其中一个女儿还被送到国外读书，并定居在那里。徐大爷老伴去世后，因女儿工作繁忙，经过徐大爷同意后住进了养老院，起初徐大爷很适应养老院的生活，平时还写写书法，给养老院的老党员们讲讲党课，深受养老院老人们的喜爱，日子过得很充实。但近两个月徐大爷忽然变得“不像话了”，开始骚扰养老院里的老太太们，见了面就拥抱别人，还说要跟人家睡觉。有时候说话很污秽，有自慰行为。因为不满足其要求就大发脾气，还动手打陪护，成宿不睡觉。养老院无法管理，通知其女儿送入院治疗。徐大爷这是怎么啦？

（一）痴呆患者的精神和行为症状

神经精神症状综合征（neuropsychiatric syndrome，NPS）可见于神经认知障碍的不同时期，包括轻度行为异常（mild behavioral impairment，MBI）与痴呆精神行为症状群（behavioral and psychological symptoms of dementia，BPSD）。MBI 在其他章节有详细阐述，本章主要阐述 BPSD 的相关内容。

所谓 BPSD 是指痴呆在发生发展过程中出现思维、情感、行为等精神异常的一组综合征。BPSD 可出现在痴呆发展进程中的任何时期，往往也是家属或照护者送患者入院治疗的主要原因。在认知障碍病房收住院的患者中，

BPSD 的患者占据半数以上。BPSD 成为临床医护及家属护理的难点。BPSD 在养老院和社区痴呆患者中可高达 97%。有关研究数据显示，在中低收入国家 71% 的照料者报告患者至少存在一种行为问题。BPSD 会随着痴呆的严重程度变化而变化，痴呆越严重，BPSD 的表现形式越丰富，对患者带来的伤害越大，照护的困难也越来越凸显。

BPSD 的发生很大程度上受疾病进展的影响，但是部分症状是由于照护者照护技术不恰当所引起。因此，正确识别痴呆患者的精神行为症状，给予科学的诊治和照护极为重要。

（二）BPSD 的临床表现

BPSD 的表现多种多样，不同学科，专业分类各异，国际老年精神病学会将 BPSD 归纳为三组症状群：以焦虑、抑郁为主的情感症状群；以幻觉、妄想、错觉为主的精神病性症状群；以激越、刻板、脱抑制、进食异常、昼夜节律紊乱等为主的行为症状群。

（三）BPSD 的系统评估

1. BPSD 的评估内容　BPSD 的评估是进行有效干预的重要前提。在系统评估的过程中，不仅要区分是哪型痴呆、痴呆的严重程度以及患者病前的性格特征，还要评估引发 BPSD 的诱因、症状的内容、持续时间、频率、严重程度和该症状给患者及他人带来的影响等。同时应注意鉴别性地评估患者的躯体疾病所引发的精神行为症状，如疼痛和其他可能引发精神行为症状的潜在因素。

2. BPSD 的评估工具　常用的评估工具有神经精神问卷（NPI）、阿尔茨海默病行为病理评定量表（BEHAVE-AD）、激越行为量表（CMAI）及老年抑郁量表（GDS）等。

3. BPSD 的评估方式　由于 BPSD 复杂多样，且患者自己难以提供清晰明确的病史，其病史多由照料者来提供，这使得 BPSD 的评估困难重重，因此使用结构化模型评估有助于提升评估的效率。目前常用的评估模型有 3 种：Wisconsin STAR 模型、评估和治疗神经精神症状的靶向跨学科模型（TIME）以及描述、调查、创建和评估模型（DICE）。不同的评估模型，评估的侧重点各异，操作的简易程度差别极大。

Wisconsin STAR 模型将与 BPSD 相关的医学、药物、社会、个人和行为

5 个领域的因素进行综合考虑，评估这些因素在 BPSD 发生、发展中的相互作用。这种方法优点是同时考虑多个变量，确定与 BPSD 发生、发展显著相关的因素，并识别出可能遗漏的信息。该分析模型考虑全面，但分析复杂，在临床实际工作中难度较大。

TIME 模型基于认知行为疗法理论框架的三阶段方法，在治疗认知障碍患者的重度躁动中取得了一定的疗效。该模型操作复杂，分识别和评估阶段（检查并收集有关 BPSD 的详细信息）、引导性反思阶段（召开病例会议，采用“事件—想法—情绪—生理反应—行为”五因素模型充分分析患者的精神行为症状，并制订详细的治疗计划）以及实施和再评估阶段。

DICE 模型是一种以患者和照料者为中心的基于循证医学评估方法，操作简单程式化，在临床实践中利于操作。其步骤主要包括描述分析存在的精神行为异常、调查行为异常的可能原因、根据原因创建治疗计划并加以实施，最后评估该计划的结果。

通过上述评估模型，能够准确识别认知障碍患者的 BPSD，并结合其他临床指标进行多因素分析，从而有针对性地对患者进行干预治疗。

对于 BPSD 的临床表现的准确识别与评估，不仅有助于认知障碍亚型的鉴别和判断疾病严重程度，也是进行有效干预的基础。

七、老年综合评估

老年综合评估是指采用多学科方法评估老年人的躯体情况、功能状态、心理健康和社会环境状况等，并据此制订以维持及改善老年人健康和功能状态为目的的治疗计划，最大限度地提高老年人的生活治疗。老年综合评估是筛查老年综合征的有效手段。

老年综合评估适用于 60 岁以上，已出现生活或活动功能不全（尤其是最近恶化者）、已伴有老年综合征、共病、多重用药、合并精神方面问题、合并社会支持问题（独居、缺乏社会支持、疏于照顾）以及多次住院者。对于合并严重疾病（如疾病终末期、重症等）、严重痴呆、完全失能的老年人以及健康老年人可酌情开展部分评估工作。

建议由取得相关资质的专职人员开展老年综合评估工作，主要包括老年病科的多学科团队成员如老年科医师、临床营养师、康复治疗师、临床药师、护师、精神卫生科医师等。

常见的老年综合征包括衰弱、跌倒、压疮、疼痛、认知功能障碍、失禁、便秘、晕厥、谵妄、睡眠障碍等，这与传统的临床医学综合征有着本质区别。老年综合征强调的是一种临床表现背后由多种原因导致，而临床医学中的综合征是指一种病因导致多种表现。社区照护者掌握老年综合征评估的基本知识和技能有助于照护者在日常的照护中及早发现问题，为及早就医提供依据。

常见老年综合征的评估方法如下。

（一）跌倒

1. 平衡和步态评估

（1）起立 - 行走计时试验（TUGT）

评估前准备：评估环境干净明亮，行走的路面防滑平整。一把结实无扶手的椅子。测试表、笔、秒表、步态带等工具。提前告知患者穿舒适的鞋子和轻便的衣服；测评前先将整个流程告知患者，测试时尽可能紧跟患者，以便提供必要的支持。

过程：嘱老人从有扶手的椅子（坐高 46 cm）上站起来向前走 3 m，然后转身走回坐在椅子上（共 6 m），可用拐杖或助行器，但不能搀扶。从身体离开座椅靠背，到返回来坐下，靠到椅背，记录完成此过程的时间

注意事项：站稳后，按照平时走路的步态行走。测试过程中不能给予任何躯体的帮助；正式测试前，允许老年人练习 1~2 次，以确保老人理解整个测试过程。

结果：□完成时间：_____ 秒　□无法完成　□不配合

评价：

<15 s，正常，可自由活动

<20 s，活动较好，大部分可独自步行，不需要辅助

≥20 s，活动障碍，不能独自步行外出，需要辅助

≥30 s，活动有缺陷，重度依赖

（2）5 次起坐试验（FTSST）

过程：嘱老人双手交叉放于胸前，从椅子（座高 46 cm）上站立并坐下 5 次，尽可能快且不用手臂支撑，记录所用时间。如果需要手臂帮助，或时间过去 1 分钟，仍未完成 5 次起坐，停止测试。

结果：□完成时间：______秒　□无法完成　□不配合

评价：全部完成且时间≤10秒，正常：　　否则，异常

（3）计时平衡试验（改良 Romberg）

过程：嘱老人先后做以下动作。双脚并拢站立→将一只脚往后移动一半的距离站立→一只脚的脚跟与另一只脚的脚尖接拢站立（图 3-1），每一步骤分别评估睁眼时与闭眼时的平衡性并计时。站立好开始计时间。如果出现迈步、脚移动、手扶周围栏杆、过度摇晃以及在闭眼测试中睁开眼睛，均视为不能维持平衡。

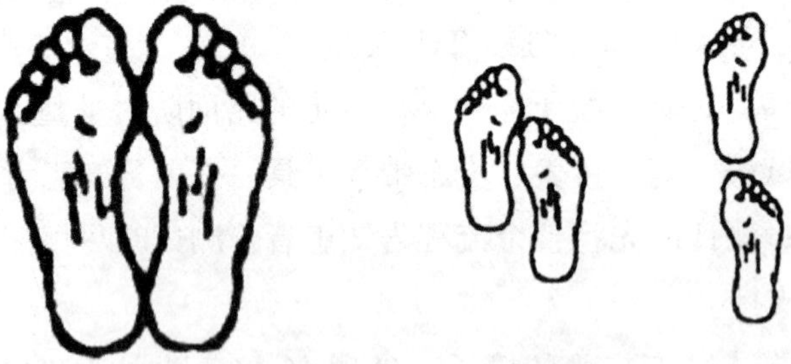

图 3-1　计时平衡试验的脚的位置

□全部正常　　　　□部分正常

请选择不能维持平衡的选项（小于 10 秒则判定为不能维持平衡）

□并足站立睁眼　　□并足站立闭眼　　□半足站立睁眼

□半足站立闭眼　　□全足站立睁眼　　□全足站立闭眼

□全足站立睁眼　　□全足站立闭眼　　□无法完成

□不配合

以上三项评估完成后进行综合评价：

□全部正常　□部分正常　□无法完成　□不配合

结论：□移动平衡能力正常（3 项试验均正常）；□移动平衡能力下降（任一项试验未完成）；□无法完成；□不配合

评估时应注意：始终站在患者的身边，准备好随时帮助患者稳定身体，防止跌倒，一旦患者跌倒应及时搀扶并帮助他坐在椅子上，根据患者的情况适当使用步态带。各项目测评过程中尽量不使用步行辅助器。

2. 跌倒风险评估　跌倒是指患者突然或非故意的停顿、倒于地面或比初

始位置低的地方，包括从一个平面至另一个平面，或者同一平面的跌倒，但不包括暴力、意识丧失、偏瘫或癫痫发作等其他诱因所致的跌倒。

跌倒的危险因素：生理因素首先为年龄和性别，其次为平衡性和感觉能力的降低。老年人跌倒的风险受其慢性病多少的影响，慢性病多，风险就大。临床上常见的糖尿病、脑梗死、白内障、高血脂、老年痴呆等疾病的老年患者跌倒率明显高于其他老年人。多种药物使用可导致患者发生跌倒。多种心理因素会导致老年人跌倒，最典型的是不服老。同时跌倒与所处的环境有关系。

Morse 跌倒评估量表是一个专门用于评估住院老年患者跌倒风险的量表（表 3–5）。评估注意事项：询问跌倒史时，患者不愿叙述、合并认知功能障碍、精神障碍患者，应询问与患者长期一起生活的家属或照护者。询问现病史和既往史时，可按照老年常见系统疾病询问，或通过查询患者病案，了解疾病和用药史。行走辅具的使用，可通过观察和询问结合的方式进行了解。

表 3–5 Morse 跌倒评估量表

项目	评分		
近 3 个月有无跌倒 / 坠床史	无（0 分）	有（25 分）	
有超过 1 项的医学诊断	1 项（0 分）	2 项以上（15 分）	
步行需要帮助	否（0 分）	使用拐杖 / 手杖 / 助行器（15 分）	轮椅、平车（0 分）
接受药物治疗	无（0 分）	有（20 分）	
步态 / 移动	正常 / 卧床且不能主动转移（0 分）	虚弱无力（10 分）	严重虚弱（20 分）
精神状态	有自主行为能力(0 分）	无控制能力（15 分）	
总分			

注：评分：0~24 分无风险；25~45 分低风险；> 45 高度危险。

评估过程：先通过初筛问题，主观询问老人：您在近 1 年内有没有发生过跌倒或撞到其他物体（墙壁、椅子）、是否有跌倒史、是否存在运动相关疾病、是否需要辅助工具行走、是否接受精神相关药物治疗以及步态和精神状态，来评估老人是否存在平衡能力受损，进而判定是否有跌倒风险。

（1）近 3 个月有无跌倒

指导语：询问老人："您近 3 个月有发生过跌倒吗？"询问家属或照护者："老人在近 3 个月内发生过跌倒吗？"

结果：0 分：无跌到；25 分：有跌到

（2）多于 1 种疾病诊断

指导语：询问老人："您有高血压、糖尿病等慢性病或者其他方面的不适吗？"询问家属或照护者："老人有什么慢性疾病吗？"

结果：0 分：无；15 分：有

（3）步行需要帮助

指导语：询问老人："您走路的时候需要帮助吗？比如需要拐杖、手杖等"询问家属或照护者："老人走路的时候需要帮助吗？比如需要拐杖、手杖等。"

结果：0 分：无；15 分：拐杖、助步器、手杖；0 分：轮椅、平车

（4）接受药物治疗

指导语：询问老人："您现在有服药治疗疾病或者接受其他的药物治疗吗？"询问家属或照护者："老人现在有服药或者接受其他的药物治疗吗？"

结果：0 分：否；20 分：是

注意事项：接受药物治疗，并不是指全部药物，主要指一些跟跌倒相关的药物，如麻醉药、抗组胺药、抗高血压药、镇静催眠药、抗癫痫痉挛药、利尿药、泻药、降糖药、抗抑郁焦虑药、抗精神病药等。老年人说不清楚时，可以将让患者提供自己所服用的药物，便于正确评估。

（5）步态 / 移动

指导语：询问老人："您现在能否正常行走？"询问家属或照护者：老人现在能否正常行走？

注意：可直接观察老人或嘱老人行走几步。

结果：0 分：正常或卧床不能移动；10 分：虚弱；20 分：严重虚弱

（6）精神状态

指导语：询问老人："您现在可以自己想去哪就去哪吗？"询问家属或照护者："老人现在可以自己想去哪就去哪吗？"

注意：可观察老人是否由自主行为能力，如自己走到阳台等

结果：0 分：有自主行为能力；15 分：无控制能力

评价：0~24 分，无风险；25~45 分，低风险；>45 分，高风险。

结论：□无跌倒风险　　□跌倒低风险　　□跌倒高风险

（二）营养状况评估

1. 营养不良的定义　营养不良包括营养缺乏和营养过剩两个方面。营养缺乏是指机体因摄入不足、吸收不良或过度损耗营养素所造成的营养不足，如地方性甲状腺肿大、坏血病、贫血等都属于营养缺乏病，分别由于碘、维生素 C、铁等摄入不足造成的。营养过剩是机体摄取过多营养素，多余部分在体内堆积并引起的病理状态，如肥胖症、高脂蛋白血症等。

2. 常见导致老年营养不良的因素　精神状态欠佳、饮食习惯不合理、疾病因素，服用药物影响身体功能。

3. 营养风险筛查方法　根据简易营养评价精法从食量、体重变化、活动力、疾病状况以及 BMI 来客观评估老人的营养状况（表 3-6，表 3-7）。

表 3-6　简易营养评价精法（MNA-SF）

	题目	评分			
		0	1	2	3
1	近 3 个月体重丢失	> 3 kg	不知道	1~3 kg	无
2	BMI（kg/m^2）	<19	19~21	21~23	> 23
3	近 3 个月有应激或急性疾病	否	—	是	—
4	活动能力	卧床	能活动但不愿活动	外出活动	—
5	神经精神疾病	严重痴呆或抑郁	轻度痴呆	没有	—
6	近 3 个月有无食欲减退、消化不良、咀嚼吞咽困难等原因引起	食欲严重减退	食欲轻度减退	无	—
总分					
总评	□营养正常　□营养不良风险　□营养不良				

注：评分：≥ 12 分，营养正常；8~11 分，营养不良风险；≤ 7 分，营养不良。

评估过程如下：

（1）过去 3 个月内有没有因为食欲缺乏、消化问题、咀嚼或吞咽困难而减少食量。

过程：询问老人“在过去三个月，您吃的比正常少吗？”如果“是”，继续询问“是因为食欲不振、消化不良、无法咀嚼或吞咽困难吗？”如果“是”，继续询问“您比以前吃的只少一点还是远远少于以前”；若老人无法沟通交流，可询问老人的家属或主要照顾者。

选项：此处为单选项目，可选的项目及评估选项的选择判断标准如下：

0 分：食量严重减少，指食量减少超过 75%。

1 分：食量中度减少，指食量减少 10%~75%。

2 分：食量没有减少，指食量变化在 ±10% 以内。

（2）过去 3 个月内体重下降的情况？

过程：询问老人“您在过去的三个月体重下降了吗？”如果“是”，继续询问“多于还是少于三公斤”。

选项：此处为单选项目，可选的项目及评估选项的选择判断标准如下：

0 分：>3 kg；1 分：不知道；2 分：13 kg；3 分：体重没有下降。

（3）活动能力

过程：询问老人或主要照顾者，老人能否在不需要他人协助的情况下从床或椅子移动，或坐到椅子上？若需要，计 0 分；是否能够离开床或椅子，但不能够离家外出？若可以，计 1 分；是否能够离家外出？若可以，计 2 分。

选项：此处为单选项目，可选的项目及评估选项的选择判断标准如下：

0 分：需长期卧床或坐轮椅。

1 分：可以下床或离开轮椅，但不能外出。

2 分：可以外出。

（4）过去三个月内有没有受到心理创伤或患急性疾病？

过程：询问老人：“您最近觉得压力大吗？”“您最近得了严重的疾病吗？”若老人无法沟通交流，可询问老人的家属或主要照顾者。

选项：此处为单选项目，可选的项目及评估选项的选择判断标准如下：

0 分：有：任意一项符合，即可勾选。

2 分：没有。

（5）精神心理问题

过程：询问老人的家属或主要照顾者“老人有老年痴呆症或抑郁吗？”如有可能，可以查询医疗记录等可以提供有关老人精神心理问题状况的证明材料。

选项：此处为单选项目，可选的项目如下：

0 分：严重痴呆或抑郁；1 分：轻度痴呆；2 分：没有精神心理问题。

注意：此处仅考虑老年痴呆和抑郁的情况，其他精神问题不纳入考虑范围内。

（6）BMI（kg/m^2）（在取得老人身高、体重后算出）

过程：在计算 BMI 之前，记录被评估者的身高和体重（健康信息模块）；如特殊情况，不能取得 BMI，可由小腿围代替；对于截肢患者，须结合其截肢部位进行体重估算。截肢部位主要包括手、前臂、上臂、全臂、脚、小腿、大腿、全腿。

得分：0 分：BMI<19；1 分：19 ≤ BMI<20；2 分：21 ≤ BMI<23；3 分：BMI ≥ 23。

（7）小腿围（cm）

过程：小腿围是仅在身高、体重无法获得时测量，精确到 0.1 cm。测量方法：仰卧位，左膝弯曲 90°，卷起裤腿，露出左侧小腿，检测者将皮尺在小腿最粗壮处以水平位绕其一周计量，测量单位为厘米（cm）。

可选的项目如下：

0 分：<31 cm；3 分：≥ 31 cm。

总体计分：≥ 12 分，营养正常；8~11 分，营养不良风险；≤ 7 分，营养不良。

结论：□营养正常　　□营养不良风险　　□营养不良

表 3–7　营养风险筛查评分简表（NRS2002）

按疾病严重程度评分	
评 1 分	营养需要量轻度增加的疾病，包括髋骨骨折、慢性疾病急性发作或有并发症者、COPD、血液透析、肝硬化、一般恶性肿瘤、糖尿病
评 2 分	营养需要量中度增加的疾病，包括腹部大手术、脑卒中、重度肺炎、血液系统恶性肿瘤
评 3 分	营养需要量重度增加的疾病，包括颅脑损伤、骨髓移植、APACHE>10 的 ICU 患者

（续表）

按营养受损状况评分	
评 1 分	近 3 个月体重下降 >5%，或近 1 周内进食量减少 1/4~1/2
评 2 分	近 2 个月体重下降 >5%，或近 1 周内进食量减少 1/2~3/4
评 3 分	近 1 个月体重下降 >5%，或近 1 周内进食量减少 3/4 以上，或 BMI<18.5 kg/m_2 及一般情况差
按年龄评分	
评 0 分	年龄≤ 70 岁
评 1 分	年龄 >70 岁

注：计分：总分≥ 3 分存在营养不良风险，需要营养支持治疗；总分 <3 分暂时无营养不良风险。

（三）谵妄评估

谵妄是一种复杂的、可逆的、具有波动特点的急性神经精神综合征，表现为意识改变、思维混乱、认知定向障碍、注意力不集中及睡眠紊乱等特征，通常持续几天或几周。谵妄有 3 种临床亚型：①安静型。该类型患者的主要表现为，对刺激反应减退，具体表现为反应迟钝、言语与行为速度慢、迟缓。②焦虑型。该类型的主要表现是，警觉性较强，活动性也较强，可能出现攻击、逃避等行为。③混合型，是前两种类型的混合。

老年患者谵妄常与其他疾病叠加，超过 60% 的老年谵妄患者同时患有两种以上疾病。据报道有超过 60% 的谵妄出现于痴呆老年患者中，且有 5 % 的老年谵妄患者同时患有抑郁症，因此，在临床实际工作中老年谵妄被误诊、漏诊较高。谵妄会导致患者躯体功能和认知功能下降，引起痴呆症的发展或恶化，增加跌倒、失禁和压疮的发生率，延长患者的住院时间。

用专业化量表评估谵妄既是谵妄预防的基础环节，又是谵妄处理的前提与效果评价指标。目前，已经提出了多种工具可用于老年患者谵妄评估、诊断。其中，意识模糊评估法（CAM）在实践中的应用范围最广。对于老年患者谵妄的评估，CAM 的灵敏度为 94%~100%，特异度为 90%~95%，是谵妄的标准化评估工具（表 3–8）。

表 3–8　中文版意识模糊评估简短量表（CAM）

特征	表现	阳性症状
急性发病或病情波动性变化	①与患者基础水平相比，是否有证据表明存在精神状态的急性变化？ ②在 1 天中，患者的（异常）行为是否存在波动性（症状时有时无或时轻时重）？	①或②任何问题答案为“是”
注意力不集中	患者的注意力是否难以集中？如注意力容易被分散或不能跟上正在谈论的话题	是
思维混乱	患者的思维是否混乱或不连贯？如谈话主题散漫或与谈话内容无关，思维不清晰或不合逻辑，或毫无征兆地从一个话题突然转到另一话题	是
意识水平的改变	患者当前的意识水平是否存在异常？如过度警觉（对环境刺激过度敏感，易惊吓）、嗜睡（瞌睡，易叫醒）或昏睡（不易叫醒）	存在任一异常

（四）焦虑评估

焦虑症（anxiety）是以持续性紧张、担心、恐惧或发作性惊恐为特征的情绪障碍，伴有自主神经系统症状和运动不安等行为特征。患者在心理、社会调节上存在不良问题，工作和社会能力损害严重，生活质量及满意度低。老年患者是焦虑的高发人群，在患慢性躯体疾病的情况下焦虑的发病率进一步升高。

老年焦虑症的临床表现多样，可有焦虑、恐慌和紧张的情绪，他们常会感到最坏的事情即将发生，常坐卧不安，缺乏安全感，整天提心吊胆，心烦意乱，对外界事物失去兴趣。严重时有恐惧情绪，对外界刺激易出现惊恐反应，常伴有睡眠障碍和自主神经紊乱现象，如入睡困难、做噩梦、易惊醒、面色苍白或潮红、易出汗、四肢发麻、肌肉跳动、眩晕、心悸、胸部有紧压感或窒息感、食欲减退、口干、腹部发胀并有灼热感、便秘或腹泻、尿频等。

老年焦虑常见的评估方法如下。

（1）筛查问题

过程：在老人愿意配合交流的情况下询问：“您是否因为某件事情或无缘无故常感到非常紧张、担心或提心吊胆？”或者评估员根据之前的交流，以及老人的行为举止中发现其存在担心、紧张。比如：王奶奶因为睡眠不好，总是唠叨、担忧、莫名地感觉身体不适，则需要继续筛查。若老人回答没有任何紧张、担忧、生活过得很愉快，则不需要继续评估焦虑。

（2）量表筛查：焦虑筛查问卷 -7（GAD-7）

过程：在老人愿意配合交流的情况下，询问："在过去 2 周，有多少时候您感到以下任何问题困扰？比如在过去 2 周内，您赶到不安而无法静坐的困扰有多少时候？"

注意交流技巧；询问时间限定为在过去 2 周里。

（五）抑郁评估

老年抑郁是最常见的老年期精神障碍。老年抑郁症临床表现特点如下：①躯体疾病与不适感突出。老年抑郁症患者由于本身情感障碍，对于身体健康问题过分关心，并持悲观态度，因而常单方面幻想病情恶化。对于这部分患者如偶感身体不适，则怀疑自己患病，到处求医。不少患者经医院多次检查，确认无病，而感迷茫，并坚信自己有病，从而滋生悲观情绪。②焦虑激越症状明显。部分老年抑郁症患者在情绪低落、悲观失望的同时，夹杂着焦虑不安的情绪。通常这类患者会表现出终日坐立难安、搓手顿足、面部表情痛苦，甚至绝食。对于这类患者，医护人员需引起高度重视。③妄想与自杀现象普遍。老年抑郁症自杀的危险性比其他年龄组大得多，相关报道显示，在老年人自杀案例中，有 55% 都与抑郁症相关。

可用的抑郁筛查工具有 Hamilton 抑郁症量表、Zung 抑郁自评量表、老年抑郁量表（GDS）、Montgomery-Asberg 抑郁症量表、总体健康状况量表（GHQ）、综合医院焦虑抑郁量表（HADS）、Beck 抑郁问卷（BDI）、流行病学研究中心抑郁量表（CES-D）、健康问卷 -9（PHQ-9）。其中，PHQ-9 是临床应用较广、具有诊断价值的抑郁评估工具。其评估方法如下。

询问被评估者或家属在过去的 2 周里，患者多久一次被下列问题烦扰，条目如下：①做事时提不起劲头或没有兴趣；②感到心情低落、沮丧或绝望；③入睡困难、睡不稳或睡得过多；④感觉疲倦或没有活力；⑤食欲减退或吃得太多；⑥觉得自己很糟糕或觉得自己很失败，或让自己和家人失望；⑦对事物专注有困难，例如看报纸或看电视时；⑧行动或说话速度缓慢到别人已经察觉；⑨有不如死掉或用某种方式伤害自己的念头。

各个条目评分如下：0分，无；1分，几天（过去的两周里）；2分，一半以上的日子（过去的两周里）；3分，几乎每天（过去的两周里）

评价：4分，正常；5~9分，轻度抑郁；10~14分，中度抑郁；15~19分，中重度抑郁；20~27分，重度抑郁。

（六）衰弱评估

衰弱（frailty）是指身体的功能、精力衰退减弱，老年人生理储备下降导致机体易损性增加、抗应激能力减退的非特异性状态。衰弱对老人的影响极大，衰弱老人经历外界较小刺激即可导致一系列临床负性事件的发生。衰弱涉及多系统病理、生理变化，包括神经肌肉、代谢及免疫系统等。衰弱、失能和多病共存是不同的概念，三者关系密切，相互影响并伴有一定的重叠，衰弱和多病共存可预测失能，失能可作为衰弱和多病共存的危险因素，多病共存又可促使衰弱和失能进展。

衰弱是最容易被忽视的问题，通常被认为是老年人年龄增长的正常表现，以至老人本身都忽视，故对衰弱的评估可以尽早地发现身体功能、精力衰退减弱等情况。

有研究表明，社区老人衰弱患病率为4.0%~59.1%。西班牙养老院65岁以上老人衰弱患病率为68.8%，衰弱前期比例为28.4%，无衰弱的老年人仅占2.8%。来自荷兰的横断面研究结果显示，入住老年科的患者均为衰弱老人，其他病房的老年人衰弱患病率为50%~80%。国内衰弱患病率为4.9%~83.4%。因此老年期的衰弱是非常常见的，对老年人的危害极大。

衰弱与遗传因素、人口学特征和生活方式、增龄、躯体疾病、营养不良和摄入营养素不足、精神心理因素、药物因素等多种因素有关。

老年衰弱具有如下特点：①易疲劳、无法解释的体重下降和反复感染等非特异性表现；②跌倒，平衡功能及步态受损是衰弱的主要特征，也是跌倒的重要危险因素；③谵妄，衰弱老人多伴有脑功能下降，应激时可导致脑功能障碍加剧而出现谵妄；④波动性失能，患者可出现功能状态变化较大，常表现为功能独立和需要人照顾交替出现。

衰弱目标人群的识别十分重要，本书推荐应对所有70岁及以上人群或最近1年内，非刻意节食情况下出现体重下降（≥ 5%）的人群进行衰弱的筛查和评估。

先通过主观询问是否活动减少、食欲减少来初步筛查，然后再根据衰弱筛查量表从疲劳、阻力、步行、疾患、体重下降 5 个方面判断是否存在衰弱。

衰弱的筛查和评估工具常有混用现象，但筛查工具和评估工具的要求不同，筛查工具要求简洁且敏感性较高，筛查结果阳性后临床人员可以处理衰弱或者将患者推荐给老年科医师；而评估的工具则要求较高的准确度，并具有实用性，有合理生物学理论支持，能够准确识别衰弱状态，准确预测老人对治疗的反应和临床负性事件的发生，如失能、死亡等。目前已经常用的衰弱评估工具有 Fried 衰弱综合征标准、Rockwood 衰弱指数，国际老年营养和保健学会提出的 FRAIL 量表、骨质疏松性骨折研究中提出的 SOF 指数、日本学者提出的 Kihon 检查列表（Kihon Check-list，KCL）、临床衰弱量表、Gérontopole 衰弱筛查工具、Groningen 衰弱指示工具、Edmonton 衰弱量表及多维预后评价工具等。本共识推荐下面常用的方法，但需指出，目前尚无针对中国老年人衰弱的评估和筛查方法。

Fried 衰弱综合征，也称 Fried 衰弱表型，满足以下 5 条中的 3 条或以上：①不明原因的体重下降；②疲乏；③握力下降；④行走速度下降；⑤躯体活动降低（体力活动下降）。具有 1 条或 2 条的状态是为衰弱前期（pre-Frail），而无以上 5 条人群为无衰弱的健壮老人（Robust）。见表 3-9、表 3-10。

Fried 衰弱评估把衰弱作为临床事件的前驱状态，可独立预测 3 年内跌倒、行走能力下降、日常生活能力受损情况、住院率及死亡等情况，便于采取措施预防不良事件。但该研究排除了帕金森病、卒中史、认知功能异常及抑郁患者，且在临床使用时部分变量不易测量，在该标准中也未包含其他重要系统功能障碍的变量，但是本评估方法目前在临床和研究中应用最多，适用于医院和养老机构，在临床研究中也常应用。所有 70 岁及以上人群或最近 1 年内、非刻意节食情况下出现体重下降（≥ 5%）的人群进行衰弱的筛查和评估。

表 3-9　Fried 衰弱评估方法

序号	条目	询问方式
1	疲乏	过去 4 周内大部分时间或所有时间感到疲乏
2	阻力增加 / 耐力减退	在不用任何辅助工具及不用他人帮助的情况下，中途不休息爬 1 层楼梯有困难

（续表）

序号	条目	询问方式
3	自由活动下降	在不用任何辅助工具及不用他人帮助的情况下，走完 1 个街区（100 m）较困难
4	疾病情况	医生曾告诉你存在 5 种以上如下疾病：高血压、糖尿病、急性心脏疾病发作、卒中、恶性肿瘤（微小皮肤癌除外）、充血性心力衰竭、哮喘、关节炎、慢性肺病、肾脏疾病、心绞痛等
5	体重下降	1 年或更短时间内出现体重下降≥ 5%

注：标准：具备≥3 条可诊断为衰弱综合征，<3 条为衰弱前期（pre–Frail），0 条为无衰弱老人。

表 3–10　FRAIL 量表

序号	衰弱等级	具体测量
1	非常健康	身体强壮、积极活跃、精力充沛、充满活力、定期进行体育锻炼，处于所在年龄段最健康的状态
2	健康	无明显的疾病症状，但不如等级 1 健康，经常进行体育锻炼，偶尔非常活跃，如季节性地
3	维持健康	存在可控制的健康缺陷，除常规行走外，无定期的体育锻炼
4	脆弱易损害	日常生活不需他人帮助，但身体的某些症状会限制日常活动。常见的主诉为白天“行动缓慢”和感觉疲乏
5	轻度衰弱	明显动作缓慢，工具性日常生活活动需要帮助（如去银行、乘公交车、干重的家务活、用药）。轻度衰弱会进一步削弱患者独自在外购物、行走、备餐及干家务活的能力
6	中度衰弱	所有的室外活动均需要帮助，在室内上下楼梯、洗澡需要帮助，可能穿衣服也需要（一定限度的）辅助
7	重度衰弱	个人生活完全不能自理，但身体状态较稳定，一段时间内（<6 个月）不会有死亡的危险
8	非常严重的衰弱	生活完全不能自理，接近生命终点，已不能从任何疾病中恢复
9	终末期	接近生命终点，生存期 <6 个月的垂危患者

（七）肌少症评估

肌少症是一种进行性、广泛性的骨骼肌疾病，与增龄相关的进行性、全身肌量减少和（或）肌强度下降或肌肉生理功能减退。

肌少症与活动障碍、跌倒、低骨密度及代谢紊乱密切相关，是老年人生理功能逐渐减退的重要原因和表现之一。肌少症严重威胁老年人的健康，并带来沉重的社会和经济负担，对老年人进行肌少症的评估有利于早期发现、早期干预，避免造成严重后果。

肌少症与运动减少、神经－肌肉功能减退、营养不良和蛋白质摄入及合成障碍、增龄相关激素变化、促炎症反应细胞因子、肌细胞凋亡、遗传因素等多种因素相关。

肌少症判定标准应综合肌量和肌肉功能的评估，主要评估指标有肌量减少、肌强度下降、日常活动功能失调等。初筛查与评估步骤如下（图 3–2）。

1. 先行步速测试，若步速≤0.8 m/s，则进一步测评肌量；步速 > 0.8 m/s 时，则进一步测评手部握力。

2. 若静息情况下，优势手握力正常（男性握力 >25 kg，女性握力 >18 kg），则排除肌少症；若肌力低于正常，则要进一步测评肌量。

3. 若肌量正常，则排除肌少症；若肌量减低，则诊为肌少症。

4. 使用 InBody 机器测量，得出四肢骨骼肌量（ASM），计算公式：体表肌肉含量（SMI）=ASM（kg）/ 身高的平方（m^2）。结果：男性 <7 kg/m^2，女性 <6 kg 为阳性。

先通过初筛问题进行初步筛查，再根据肌少症筛查问卷得分结果，判定是否有肌少症的风险：进一步进行步速、握力、骨骼肌容积测定，来确认肌少症是否存在。

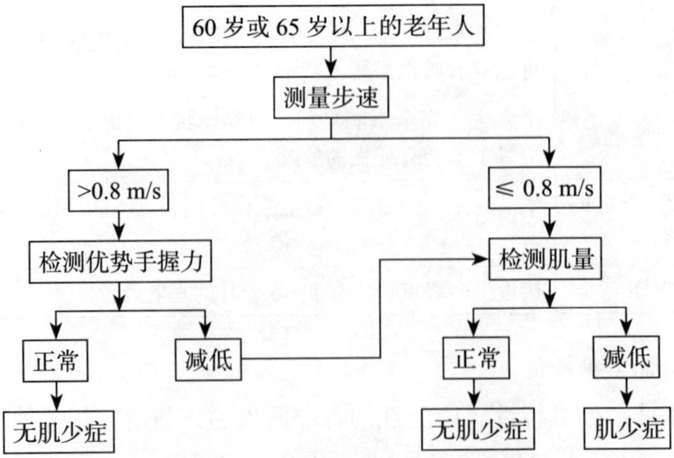

图 3–2　肌少症筛查与评估流程

评估顺序：

①筛查问题

A. 您从床或从椅子上起身有无困难（有或无）。

B. 过去 3 个月内有没有因为食欲、消化、咀嚼或吞咽等问题而减少食量（有或无）注意：从床或从椅子上起身可以通过观察。

②初筛试验

肌少症筛查问卷（SARC–F）

a. 行走迟缓

指导语：这个星期您连续步行过 400 m 吗？有几次这样的步行？

结果评价：0 分，>2 次；1 分，12 次；2 分，0 次。

b. 步行辅助

指导语：您走过一个房间有多大困难？

结果评价：0 分，没有困难；1 分，有一些困难；2 分，有很大困难，或需要使用步行工具，或完全无法完成。

c. 从椅子上起身

指导语：您从床或椅子上起身有多大困难？

结果评价：0 分，没有困难；1 分，有一些困难。

d. 上台阶

指导语：您走上 10 级台阶有多大困难？

结果评价：0 分，没有困难；1 分，有一些困难；2 分，有很大困难，或没有他人帮助无法完成。

e. 跌倒

指导语：过去一年中您跌倒过几次？

结果评价：0 分，没有跌倒；1 分，13 次；2 分，4 次或以上。

注意：走过一个房间，上台阶可以嘱老人现场完成：或者询问家属或照顾者，得知真实的结果。

③进一步检查

注意：以下 3 个项目，若老人无法完成或肌肉指数无法获得，可以选择无法评估。

a. 常规步速测定

行走 6 m 所需时间：______秒　　步速：______m/s

结果评价：步速降低，<0.8 m/s（亚洲肌少症工作组标准）。

注意：被评估者以正常走路速度，从起点开始沿直线向前走路，经过终点不减速。可以使用辅助工具。

b. 握力测定

握力（优势手）：______ kg　　非优势手：______kg

结果评价：握力降低，优势手，男 <26 kg，女 <18 kg（亚洲肌少症工作组标准）。

注意事项：①使用（优势手）力量最大的一侧手。站姿：两脚并立，臂伸直下垂，握力计不接触身体和衣服，用力时不准屈臂、弯腰或蹬足；不能站立者可坐位或 30° 仰卧位坐位时双足自然置于地面。测量 3 次，取最高值。②当无法完成握力测定时，则写 0 kg。

c. 骨骼肌容积测定

①四肢肌容积指数（ASMI）

ASMI= 骨骼肌容量（SM）/ 身高的平方（通过人体成分分析仪获得，评估员填入，或通过 SM 和身高由系统自动计算获得）

②双能 X 线吸收法（DXA）

骨骼肌容量（SM）：kg/m^2（通过双能 X 线骨密度仪获得）。

（DXA：SM 男性 $<7.0\ kg/m^2$，女性 $<5.4\ kg/m^2$）

③生物电阻抗法（BIA）

骨骼肌容量（SM）：kg/m^2（通过人体成分分析仪获得：左臂 + 右臂 + 左腿 + 右腿）

SMI 男性 $<7.0\ kg/m^2$，女性 $<5.7\ kg/m^2$。

结果评价：（c）+（a）或（b）可以视为肌少症。

（八）疼痛评估

疼痛是组织损伤或潜在组织损伤相关的一种不愉快的躯体主观感受和情感体验。疼痛定义强调了疼痛的主观性，包括感觉和情感两个部分。疼痛是一个非常复杂的病理生理过程。世界疼痛大会将疼痛确认为继呼吸、脉搏、体温和血压四大生命体征之后的“第五大生命指征”，是老年人常见的症状之一。

疼痛对身体的危害极大。60%~65% 的患者主诉疼痛难以睡眠，部分患者食欲减退、恶心呕吐。当疼痛达到中度或重度时，患者的生活起居则完全改变，其生活能力下降，活动量减少，工作及日常行为受到影响。

疼痛会引起身体功能的衰弱，使患者在疼痛之后引起害怕、沮丧、精疲力竭、焦虑和紧张等不良心理情绪。

根据疼痛的持续时间可以分为急性疼痛和慢性疼痛。慢性疼痛的持续世间是超过 6 个月。

1. 疼痛评估原则

（1）相信患者的主诉是评估疼痛的关键。疼痛是患者的主观感受和情感体验，患者的主诉是最可靠、最有效的疼痛评定依据。因此，评估疼痛时自始至终都要相信患者，鼓励其讲出疼痛的经历，并以患者的主观感受和主诉作为最重要的评估资料。

（2）注意评估患者的精神心理状况。在了解患者的病史时应观察患者的精神状态及分析有关心理社会因素，以便做出相应的支持治疗。

（3）收集全面、详细的疼痛病史。在观察到或患者主诉疼痛时，护士应配合医师询问病史，进行详尽的体格检查，对疼痛及相关因素做出全面评估。

（4）教会患者正确使用疼痛评估工具。大多数疼痛评估工具的运用都是由患者自主报告的，故应教会患者评估工具的使用方面，以便能准确地了解疼痛状况，在住院期间对一名患者使用同一种疼痛评估工具。

评估是控制疼痛的第一步，正确评估疼痛对于降低疼痛感具有重要意义。

2. 国内外主要使用的疼痛评估工具

（1）词语描述量表（verbal descrip2tor scale，VDS）：用“无痛、轻度痛、中度痛、重度痛、极度痛”等一系列词语来代表不同强度的疼痛，患者在这些词语中选出最能代表其疼痛强度的词。

（2）数字评分法（numerical rating scale，NRS）：用 0~10 的数字代表不同程度的疼痛：0 为无痛，10 为剧痛，让患者自己选出一个最能代表其疼痛强度的数字。分级标准为：0 无痛，1~3 轻度疼痛，4~6 中度疼痛，7~10 重度疼痛。

（3）面部表情评分法（faces pain scale，FPS）：该方法用 6 种面部表情图片代表不同强度的疼痛，从微笑至悲伤至哭泣来表达疼痛程度。最左边的表示无痛，最右边的表示剧痛，让患者在图中选出最能代表其疼痛强度的表情。此法适合任何年龄，没有特定的文化背景或性别要求，易掌握，不需任何附加设备。急性疼痛、老年人、小儿、表达能力丧失者适用（图 3–3）。

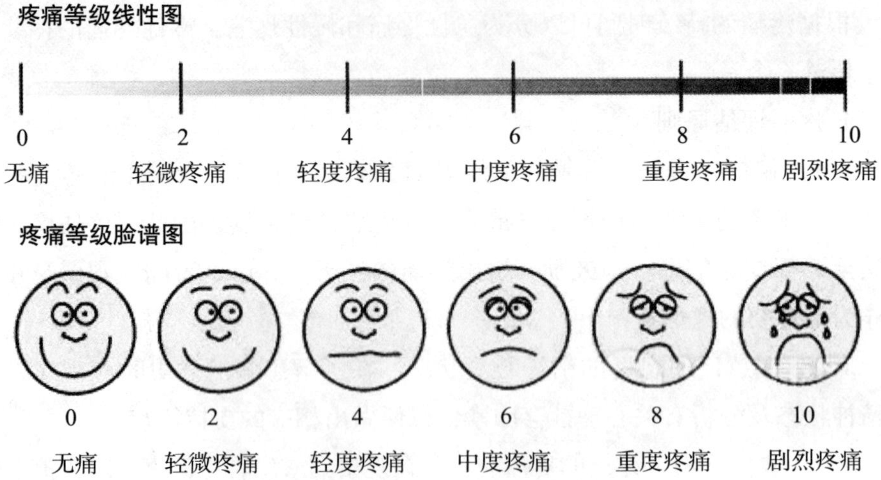

图 3–3　面部表情评分法

（4）视觉模拟评分法（visual analogus scale，VAS）：为一长线或标尺，一般为 10 cm，0 端代表无痛，10 端代表剧痛，让患者在线上或标尺上标出最能反映自己疼痛程度的点，由评估者根据患者标点的位置测算其疼痛强度。

（5）5 指法：即向患者展示 5 指，小指表示无痛，环指为轻度痛，中指为中度痛，示指为重度痛，拇指为剧痛，让患者进行选择。该方法简单直观，不需要其他辅助。

比较上述评估方法，其中词语量表易于理解，可随时口头表达，沟通方便，但不适合于语言表达障碍的患者；面部量表是为儿童疼痛评估设计的，也适合于老年人的评估，尤其是文化程度较低的患者；数字量表具有很好的信度、效度和灵敏度，易于记录，但刻度较为抽象，医护人员向患者解释 NRS 的使用方法时有些困难，故不适合文化程度低的患者；5 指法最为简单方便，更适合儿童、老人及文化程度较低患者使用。

（九）睡眠障碍评估

睡眠是指人体的脑力和体力处于相对停滞或无反应的状态，此时直觉与外界环境分离，但可随时被唤醒。睡眠障碍是指睡眠量不正常以及睡眠中出现异常行为的表现。

睡眠问题存在于绝大多数老年人中，包括入睡困难、易醒、睡眠质量欠佳，嗜睡、睡眠呼吸障碍等：故而对于睡眠的评估可以很好地判断老年人的睡眠质量，并尽早制订相应的干预措施。

睡眠异常包括两类：①睡眠量过度增多，如因各种脑病、内分泌障碍、代谢异常引起的嗜睡状态或昏睡，以及因脑病变所引起的发作性睡病，这种睡病表现为经常出现短时间（一般不到 15 分钟）不可抗拒性的睡眠发作，往往伴有跌倒、睡眠瘫痪和入睡前幻觉等症状。②睡眠量不足的失眠，整夜睡眠时间少于 5 小时，表现为入睡困难、浅睡、易醒或早醒等。另外，还有睡眠中的发作性异常，指在睡眠中出现一些异常行为，如梦游症、梦呓（说梦话）、夜惊（在睡眠中突然骚动、惊叫、心跳加快、呼吸急促、全身出汗、定向错乱或出现幻觉）、梦魇（做噩梦）、磨牙、不自主笑、肌肉或肢体不自主跳动等。

睡眠障碍的评估方法主要有主观睡眠感评估和客观生物电评估。睡眠脑电是睡眠障碍最为精准的评估诊断工具。在临床实践中，也有简易的主观评估法。

如在第二天早上醒来时，对睡眠质量进行自我评估：

1. 是否对一夜的睡眠感到满意。

2. 是否感到头脑清醒。

3. 是否感到体力恢复和精力充沛。

4. 是否对一天的工作、学习和社会活动充满信心。

如果回答都是肯定的，就表明睡眠质量高，是健康的睡眠。如果回答都是否定的则表明睡眠质量差，需要注意。

睡眠障碍评估表（阿森斯失眠量表）是最为常用的临床评估工具，其评分如下（表 3-11）。

表 3-11 睡眠障碍评估表

入睡时间（关灯后到睡着的时间）			
0. 没问题	1. 轻微延迟	2. 显著延迟	3. 延迟严重或没有睡觉
夜间苏醒			
0. 没问题	1. 轻微影响	2. 显著影响	3. 严重影响或没有睡觉
比期望的时间早醒			
0. 没问题	1. 轻微提早	2. 显著提早	3. 严重提早或没有睡觉
总睡眠时间			
0. 足够	1. 轻微不足	2. 显著不足	3. 严重不足或没有睡觉
总睡眠质量（无论睡多长）			
0. 满意	1. 轻微不满	2. 显著不满	3. 严重不满或没有睡觉
白天情绪			
0. 正常	1. 轻微低落	2. 显著低落	3. 严重低落
白天身体功能（体力或精神：如记忆力、认知力和注意力等）			
0. 足够	1. 轻微影响	2. 显著影响	3. 严重影响
白天思睡			
0. 无思睡	1. 轻微思睡	2. 显著思睡	3. 严重思睡

注：得分 <3，无睡眠障碍；4~6，可疑失眠；7~24，有失眠。

睡眠评估对于时间的具体数字要求比较精确，比如入睡困难（入睡时间 >30 分钟）或者睡眠不足（睡眠时间 <6 小时），以及具体几点入睡、几点起床，需评估员仔细耐心地询问，同时需要家属和照顾者提供准确信息。

PSQI（表 3-12）用于评定被试者最近 1 个月的睡眠质量。由 19 个自评和 5 个他评条目构成，其中第 19 个自评条目和 5 个他评条目不参与计分，在此仅介绍参与计分的 18 个自评条目。18 个条目组成 7 个成分，每个成分按 0~3 等级计分，累计各成分得分则为 PSQI 总分，总分范围为 0~21，得分越高，表示睡眠质量越差。被试者完成试问需要 5~10 分钟。

各成分含意及计分方法如下：

A. 睡眠质量

根据条目 6 的应答计分，“很好”计 0 分，“较好”计 1 分，“较差”计 2 分，“很差”计 3 分。

B. 入睡时间

1. 条目 2 的计分为：≤ 15 分，计 0 分；16~30 分，计 1 分；31~60 分，计 2 分；≥ 60 分，计 3 分。

2. 条目 5a 的计分为无，计 0 分。

3. 累加条目 2 和 5a 的计分，若累加分为 0，计 0 分；1~2，计 1 分；3~4，计 2 分；5~6，计 3 分。

C. 睡眠时间

根据条目 4 的应答计分，>7 小时，计 0 分；6~7，计 1 分；5~6，计 2 分；<5 小时，计 3 分。

D. 睡眠效率

1. 床上时间 = 条目 3（起床时间）− 条目 1（上床时间）

2. 睡眠效率 = 条目 4（睡眠时间）/ 床上时间 ×100%

3. 成分 D 计分位，睡眠效率 >85%，计 0 分；75%~84%，计 1 分；65%~74%，计 2 分；<65%，计 3 分。

E. 睡眠障碍

根据条目 5b 至 5j 的计分为：无，计 0 分；<1 周 / 次，计 1 分；1~2 周 / 次，计 2 分；≥ 3 周 / 次，计 3 分。累加条目 5b 至 5j 的计分，若累加分为 0，则成分 E 计 0 分；1~9，计 1 分；10~18，计 2 分；19~27，计 3 分。

F. 催眠药物

根据条目 7 的应答计分：无，计 0 分；<1 周 / 次，计 1 分；1~2 周 / 次，计 2 分；≥ 3 周 / 次，计 3 分。

G. 日间功能障碍

1. 根据条目 8 的应答计分：无，计 0 分；<1 周 / 次，计 1 分；1~2 周 / 次，计 2 分；≥ 3 周 / 次，计 3 分。

2. 根据条目 9 的应答计分：没有，计 0 分；偶尔有，计 1 分；有时有，计 2 分；经常有，计 3 分。

3. 累加条目 8 和 9 的得分：若累加分为 0 则成分 G 计 0 分；1~2，计 1 分；3~4，计 2 分；5~6，计 3 分。

PSQI 总分 = 成分 A+ 成分 B+ 成分 C+ 成分 D+ 成分 E+ 成分 F+ 成分 G

评价等级：0~5 分睡眠质量很好；6~10 分睡眠质量还行；11~15 分睡眠质量一般；16~21 分睡眠质量很差

表 3-12　匹兹堡睡眠质量指数量（PSQI）表

条目	项目	评分			
		0 分	1 分	2 分	3 分
1	近 1 个月，晚上上床睡觉通常在 ________ 点钟				
2	近 1 个月，从上床到入睡通常需要 ______ 分钟	□≤ 15 分钟	□ 16~30 分钟	□ 31~60 分钟	□≥ 60 分钟
3	近 1 个月，通常早上 ______ 点起床				
4	近 1 个月，每夜通常实际睡眠 ______ 小时（不等于卧床时间）				
5	近 1 个月，因下列情况影响睡眠而烦恼				
	a. 入睡困难（30 分钟内不能入睡）	□无	□ <1 次 / 周	□ 1~2 次 / 周	□≥ 3 次 / 周
	b. 夜间易醒或早醒	□无	□ <1 次 / 周	□ 1~2 次 / 周	□≥ 3 次 / 周
	c. 夜间去厕所	□无	□ <1 次 / 周	□ 1~2 次 / 周	□≥ 3 次 / 周
	d. 呼吸不畅	□无	□ <1 次 / 周	□ 1~2 次 / 周	□≥ 3 次 / 周
	e. 咳嗽或鼾声高	□无	□ <1 次 / 周	□ 1~2 次 / 周	□≥ 3 次 / 周
	f. 感觉冷	□无	□ <1 次 / 周	□ 1~2 次 / 周	□≥ 3 次 / 周
	g. 感觉热	□无	□ <1 次 / 周	□ 1~2 次 / 周	□≥ 3 次 / 周
	h. 做噩梦	□无	□ <1 次 / 周	□ 1~2 次 / 周	□≥ 3 次 / 周
	i. 疼痛不适	□无	□ <1 次 / 周	□ 1~2 次 / 周	□≥ 3 次 / 周
	j. 其他影响睡眠的事情 如有，请说明：	□无	□ <1 次 / 周	□ 1~2 次 / 周	□≥ 3 次 / 周
6	近 1 个月，总的来说，您认为您的睡眠质量：	□很好	□较好	□较差	□很差
7	近 1 个月，您用药物催眠的情况：	□无	□ <1 次 / 周	□ 1~2 次 / 周	□≥ 3 次 / 周
8	近 1 个月，您常感到困倦吗？	□无	□ <1 次 / 周	□ 1~2 次 / 周	□≥ 3 次 / 周
9	近 1 个月您做事情的精力不足吗？	□没有	□偶尔有	□有时有	□经常有

（十）视力的评估

指视网膜分辨影像的能力，是指在充足光线下和使用眼镜或其他视觉辅助设备辨别影像的能力。对视力正常的人来说光线充足是指足够或舒适的光线水平。

评估方法如下：

方法一：直接询问法："老人的视力有问题吗？""如果有问题是否影响日常生活？"

方法二：可借助评估仪器进行评估，如视力表、大字报等。

视力在看电视、阅读或日常生活方面有无问题，视力下降的老年人应在佩戴眼镜的情况下进行评估。

（十一）听力的评估

听力是指接收语言信息的能力。

评估方法如下：

方法一：直接询问法。询问听力障碍的病史，家属或主要照顾者，"老人的听力有问题吗？有无佩戴助听器？""如果有问题是否影响日常生活？"

方法二：测试法。站在检查者后约 15 cm，气音说出几个字，若受检者不能重复说出一半以上的字时，则表示可能有听力方面的问题，

看对方的脸，能听到正常声音，并且可以听懂（测试老人可佩戴助听器）

（十二）尿失禁的评估

尿失禁可发生于各个年龄组的患者，但老年尿失禁更为常见，尿失禁不是一种疾病，而是一种症状。尿失禁是指由于膀胱括约肌损伤或神经功能障碍而丧失排尿自控能力，使尿液不自主地流出。尤其是 60 岁以上的老年人，由于老年人常合并内科疾病，预后较差。

老年人尿失禁较多见，导致人们误以为尿失禁是衰老过程中不可避免的自然结果。事实上，老年人尿失禁是一种病理性状态，而尿失禁可以造成身体异味，反复尿路感染及皮肤糜烂的发生，从而导致老年人孤僻、抑郁等。通过评估可以尽早发现及确定尿失禁类型，进而给予早期干预治疗。

任何人都可受尿失禁的影响，有报道显示，在全世界 2 500 万例尿失禁患者中，60 岁以上患者占 15%~30%。我国各地报道的尿失禁患病率为 18.1%~55.4%，有关尿失禁流行病学研究，60 岁以上组尿失禁患病率为 15.0%~41.1%，老年女性

为 21.0%~73.9%，患病程度以轻中度为主。

评估可先通过是否有不自主湿裤子以及漏尿是否超过 6 天来初步筛查是否有尿失禁，再根据国际尿失禁咨询委员会尿失禁问卷表简表来确定尿失禁程度来确认尿失禁类型。

关于漏尿问题，很多老人难以启齿，评估者在评估时需注意礼貌、充分尊重老人意愿、文明用语、多倾听，给足其心理准备。

国际尿失禁咨询委员会尿失禁问卷调查（ICIQ-SF）表见表 3-13。

表 3-13　国际尿失禁咨询委员会尿失禁问卷表简表（ICIQ-SF）评估

指导语：仔细回想您近四周来的症状，尽可能回答以下问题 1. 您漏尿的次数？ 0：从来不漏尿口；1：一周大约漏尿 1 次或经常不到 1 次；2：一周漏尿 2 次或 3 次；3：每天大约漏尿 1 次；4：一天漏尿数次口；5：一直漏尿 2. 我们想知道您认为自己漏尿的量是多少？在通常情况下，您的漏尿量是多少（不管您是否使用了防护用品） 0：不漏尿；2：少量漏尿；3：中等量漏尿；4：大量漏尿 3. 总体上看，漏尿对您日常生活影响程度如何？ 请在 0（表示没有影响）到 10（表示有很大影响）之间的某个数字上画圈 0　1　2　3　4　5　6　7　8　9　1　0 4. 什么时候发生漏尿？（请在与您情况相符的那些空格里打“√”） ①未能到达厕所就会有尿液漏出 ②在咳嗽或打喷嚏时漏尿 ③在睡着时漏尿 ④在活动或体育运动时漏尿 ⑤在小便完和穿好衣服时漏尿 ⑥在没有明显理由的情况下漏尿 ⑦在所有时间内漏尿

注：评价，0 分，无尿失禁；1~7 分，轻度尿失禁；8~14 分，中度尿失禁；15~21 分，重度尿失禁。

（十三）吞咽障碍的评估

吞咽障碍是指下颌、双唇、舌、软腭、咽喉、食管等器官结构和（或）功能受损，不能安全有效地把食物输送到胃内的过程。广义的吞咽障碍应包含认知和精神心理等方面问题引起的行为异常而导致的吞咽和进食问题。

1. 老年患者吞咽障碍与多种因素有关

（1）生理因素：（年龄、衰弱、肌少症）。①肌萎缩：舌、咽、食管的肌肉体积减小，运动控制精确度下降；舌肌的收缩力量、持续时间和协调能力均下降，导致舌对食物运送能力不足，易出现吞咽困难。②黏膜腺体：黏膜萎缩、弹性和功能降低，腺体的分泌减少等方面。③吞咽频率：老年人易发吞咽障碍还与吞咽频率下降有关。

（2）疾病因素：脑卒中、脑肿瘤、假性球麻痹、帕金森等疾病常见于老年患者。

（3）病理因素：组织结构退行性改变、黏膜萎缩性变薄、神经末梢感受器的反射功能渐趋迟钝等原因。

吞咽障碍常常带来诸多并发症：①误吸：是指将口咽部内容物或胃内容物吸入声门以下呼吸道的现象。分为显性误吸和隐性误吸。是吞咽障碍最常见、且需要即刻处理的并发症。②肺炎：分为吸入性肺炎和反流性肺炎。③营养不良：增加患者的病死率和不良预后。④心理和社会交往障碍：因不能经口进食、佩戴鼻饲管等原因，患者容易产生抑郁、社交隔离等精神心理症状。

2. 吞咽障碍的筛查与评估

（1）评估目的：评估老人的吞咽情况，预估潜在的误吸可能，减少吸入性肺炎的风险；尤其对存在以下问题的老年人（这些为吞咽障碍高危人群，故必须评估）：脑卒中、脑外伤、脑瘫、脑炎、运动性神经元病、重症肌无力、末梢神经炎、格林－巴利综合征、脊髓灰质炎累及球部、肌病、颈椎病、帕金森病、舞蹈症、进行性核上瘫、肝豆状核变性病、唇、腭裂、舌炎、咽喉炎等感染性疾病；口腔、咽喉及食管等肿瘤、放射性脑病、食管溃疡、食道裂孔疝、食道狭窄、多发性肌炎、代谢性肌病、肌萎缩性脊髓侧索硬化、多发性硬化症、干燥综合征、硬皮病：插管或者气管切开，患者颈椎、口腔、食管、咽喉等手术后，口腔、鼻腔及头颈部放疗或化疗后；严重认知障碍或痴呆：服用影响吞咽功能药物：大于 65 岁以上老年人等。

（2）筛查：建议在一些常见疾病和特殊人群如脑卒中、气管切开患者、老年虚弱、肌少症等人群中常规开展吞咽障碍的筛查，包括量表法（EAT−10）（表 3−14）和检查法（表 3−15）。

表 3-14　吞咽筛查量表（EAT-10）

使用说明：将每一题的数字选项写在后面的方框，回答您下列问题处于什么程度？

0 没有，1 轻度，2 中度，3 重度，4 严重

问题	分数				
1. 我的吞咽问题已让我体重减轻	0= 无	1	2	3	4
2. 我的吞咽问题影响到我在外就餐	0= 无	1	2	3	4
3. 喝液体室费力	0= 无	1	2	3	4
4. 吃固体食物费力	0= 无	1	2	3	4
5. 吞药片（丸）费力	0= 无	1	2	3	4
6. 吞东西时又疼痛	0= 无	1	2	3	4
7. 我的吞咽问题影响到我享用食物时的乐趣	0= 无	1	2	3	4
8. 我吞东西时有食物卡在喉咙里的感觉	0= 无	1	2	3	4
9. 我吃东西时会咳嗽	0= 无	1	2	3	4
10. 我吞咽时紧张	0= 无	1	2	3	4

如果 EAT-10 的总评分≥ 3 分，可能在吞咽的效率和安全存在问题。

表 3-15　口面运动功能的检查

评分：0= 正常；1= 轻症；2= 中度；3= 重度

动作	左	右	动作	左	右
唇闭唇 给阻力闭唇 唇角上抬 给阻力唇角上抬 噘嘴 给阻力噘嘴			舌伸舌 给阻力伸舌 舌尖上抬 给阻力舌尖上抬 舌根抬高 给阻力舌根抬高		
下颌上抬 给阻力上抬 张嘴 给阻力张嘴			舌双侧运动 给阻力舌双侧运动 软腭发声时抬高 颊肌鼓腮 给阻力鼓腮		

（3）评估：通过使用主观问题（吞咽筛查量表EAT-10）与客观试验（洼田饮水试验）结合，来确定是否存在吞咽障碍风险，并观察指脉氧的变化来确认是否存在隐性误吸。

注意事项：洼田饮水试验整个评估环节都需戴上指脉氧，并随时关注指脉氧的变化情况，确保老人处于安全状态，防止出现误吸：若指脉氧出现下降3及3以上或出现意外、呛咳等情况，应即时终止吞咽评估。

开始评估之前确认老人是否能配合进行吞咽功能的评估。如果可以完成，开始做下述评估内容。

①反复唾液吞咽试验

实施（30秒）。

流程：患者取坐位或半坐卧位；检查者的手指放在患者下颌下方，嘱患者尽量反复吞咽；喉结和舌骨随着吞咽运动，越过手指，向前上方移动，然后复位；必要时测试吞咽1~2 ml水（如果患者没有足够的唾液吞咽）。

结果：吞咽次数，老年人≥3次即可，否则为异常。喉上抬幅度，中指触及喉结上下移动2cm，≤2 cm为异常。

②隐性误吸测试

过程：嘱老人取至少60°坐位，卧床老人取放松体位，请老人带上指脉氧后，开始进行洼田饮水试验，全程观察指脉氧的变化，若指脉氧下降≥3（开始99%~96%）或出现呛咳则立即停止操作

结果：a. 指脉氧下降3（开始99%~96%）；b. 指脉氧不变或者升高。

评价：a. 提示存在隐性误吸风险；b. 提示隐性误吸可能性极小。

③洼田饮水试验

a. 用勺子让老人喝水（每勺3~5 ml）2次。（可能会发生静默性误咽。观察老人的表情、声音的变化、呼吸状态。如果发生误咽，让老人马上咳出）

结果：正常（无呛咳）；异常（有呛咳）（为饮水试验异常，跳过b）。

b. 让老人喝下30 ml温开水，并记录其饮水情况。

结果：Ⅰ级，可一口喝完，无呛咳；Ⅱ级，分两次以上喝完，无呛咳；Ⅲ级，能一次喝完，但有呛咳；Ⅳ级，分两次以上喝完，且有呛咳；Ⅴ级，

常常呛咳，难以全部喝完。

评价：正常，一次饮完，5 秒之内。可疑，一次饮完在 5 秒以上，分两次饮完。异常，≥Ⅲ级，建议进一步检查

结论：无吞咽障碍风险（Ⅰ、Ⅱ级）；吞咽障碍风险（≥Ⅲ级或异常）。

总评价：

无吞咽障碍风险：A 和 C 均无吞咽障碍风险，并根据 B 的结论判断老人是否存在隐性误吸风险。

有吞咽障碍风险：A 和 C 任意一项试验有吞咽障碍风险，则表明该老人存在吞咽障碍风险，并根据 B 的结论判断老人是否存在隐性误吸风险。

④ VVST-CV（改良容积 - 黏度试验）

容积 - 黏度测试（volume-viscosity swallow test，VVST）是 20 世纪 90 年代西班牙的 Pere Clave 教授设计的，主要用于吞咽障碍安全性和有效性的风险评估，帮助患者选择摄取液体量最合适的容积和稠度。根据安全性和有效性的指标判断进食有无风险。容积 - 黏度吞咽测试在老年吞咽障碍患者、帕金森 / 脑卒中患者的摄食管理中有较好的应用，并取得一定疗效。

安全性指标：

a. 咳嗽：发生呛咳提示部分食团已经通过；声带到达呼吸道，可能发生误吸。

b. 音质改变。

c. 血氧饱和度下降。

有效性指标：

a. 食物外溢——液体固体食团漏出。

b. 口腔残留——舌的运送能力受损。

c. 分次吞咽——无法单次完成。

d. 启动延迟——吞咽动作启动延迟。

适应证与禁忌证：注意力良好、合作、没有呼吸问题或身体不适，在体格检查中有喉上抬的患者比较适合做进食评估。患者若有呼吸道问题、精神状况下降和不合作的情形，不建议进行此评估。

物品准备：水 300 ml，增稠剂（3.0 g×3 条），20 ml 注食注射器，杯子 3 个（3 种不同稠度），指脉血氧仪，测试记录表。

患者准备：清醒，能配合；坐位，可借助靠垫尽可能坐直；请患者说出自己的名字或其他短语；向患者介绍即将测试步骤。

黏度分型：

微稠（1%）：300 ml 水 +1 条舒食素（3 g）。

中稠（2%）：150 ml 水 +1 条舒食素（3 g）。

高稠（3%）：100 ml 水 +1 条舒食素（3 g）。

测试顺序：中稠（2%）→微稠（1%）→高稠（3%）（图 3-4，表 3-16）。

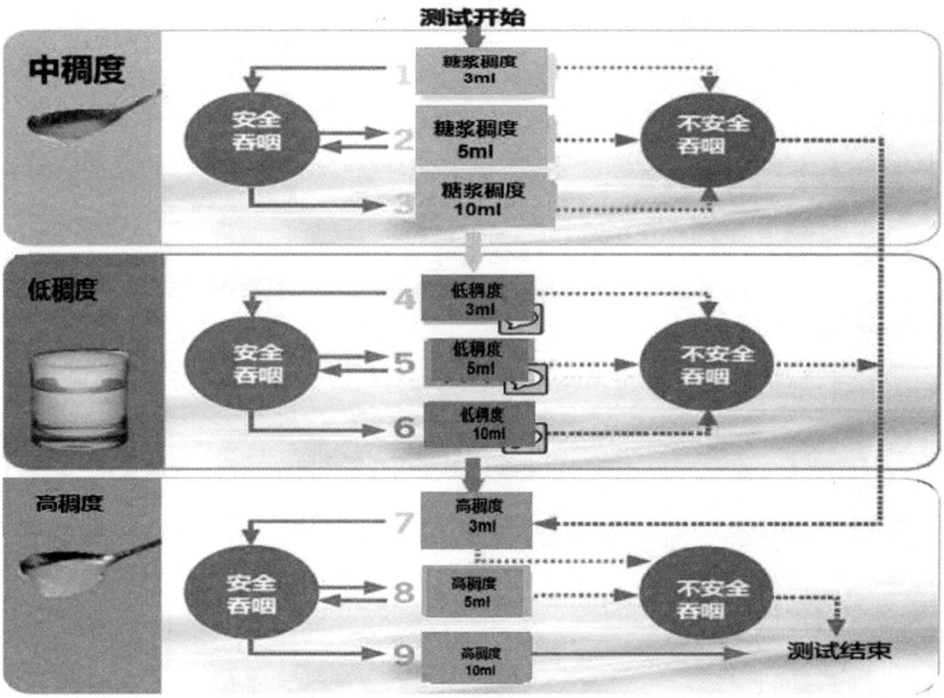

图 3-4　VVST-CV

表 3-16　吞咽障碍 VVST 临床评估记录表

<table>
<tr><td>诊断</td><td colspan="11"></td></tr>
<tr><td>EAT-10
得分</td><td colspan="11"></td></tr>
<tr><td rowspan="9">VVST
结果</td><td colspan="2">不同稠度</td><td colspan="3">中稠度</td><td colspan="3">低稠度</td><td colspan="3">高稠度</td></tr>
<tr><td colspan="2">不同容积</td><td>3 ml</td><td>5 ml</td><td>10 ml</td><td>3 ml</td><td>5 ml</td><td>10 ml</td><td>3 ml</td><td>5 ml</td><td>10 ml</td></tr>
<tr><td rowspan="3">安全性受损相关指标</td><td>咳嗽</td><td></td><td></td><td></td><td></td><td></td><td></td><td></td><td></td><td></td></tr>
<tr><td>音质改变</td><td></td><td></td><td></td><td></td><td></td><td></td><td></td><td></td><td></td></tr>
<tr><td>血氧饱和度下降</td><td></td><td></td><td></td><td></td><td></td><td></td><td></td><td></td><td></td></tr>
<tr><td rowspan="4">有效性受损相关指标</td><td>唇部闭合</td><td></td><td></td><td></td><td></td><td></td><td></td><td></td><td></td><td></td></tr>
<tr><td>口腔残留</td><td></td><td></td><td></td><td></td><td></td><td></td><td></td><td></td><td></td></tr>
<tr><td>分次吞咽</td><td></td><td></td><td></td><td></td><td></td><td></td><td></td><td></td><td></td></tr>
<tr><td>咽部残留</td><td></td><td></td><td></td><td></td><td></td><td></td><td></td><td></td><td></td></tr>
<tr><td rowspan="3">评估结果</td><td colspan="11">□患者无　□咽性吞咽障碍</td></tr>
<tr><td colspan="11">□患者有　□咽性吞咽障碍，可安全吞咽，但有效性受损，这可能危及患者营养和补水状况</td></tr>
<tr><td colspan="11">□患者有　□咽性吞咽障碍，吞咽过程的安全性下降，提示该患者可能发生误吸</td></tr>
<tr><td rowspan="3">饮食建议</td><td colspan="2">进食方式</td><td colspan="9">□ 经口进食　□ 肠内营养（胃管）　□ 静脉营养</td></tr>
<tr><td colspan="2">食物性状</td><td colspan="9">□ 水（低稠）　□ 糖浆（中稠）　□ 布丁（高稠）</td></tr>
<tr><td colspan="2">一口量</td><td colspan="9">□ 3 ml　□ 5 ml　□ 10 ml</td></tr>
</table>

（十四）压疮的评估

压疮又称压力性溃疡、褥疮，是由于局部组织长期受压，发生持续缺血缺氧、营养不良而致组织溃烂坏死。比较典型的压疮发生部位为骶骨、股骨大转子，坐骨粗隆，足跟、外踝及耳郭。这些解剖部位是患者长期卧床时产生压疮最危险的部位。

老年人压疮具有以下特点：①比较隐蔽。由于感觉减退、反应迟钝、痴呆等原因，常不能早期发现老年人压疮。②易继发感染。由于机体免疫力下降，老年人压疮局部及其周围组织易继发感染，严重者可并发全身感染而危及生命。③全身反应不明显。因感觉迟钝、身体虚弱及机体免疫力底下，即使继发全身感染是中毒表现也常不典型，不明显，易贻误治疗时机。④愈合困难。由于营养不良、皮肤老化、组织修复能力差、合并慢性病等原因，一旦发生压疮，很难愈合。

压疮评估以问诊的方式进行，询问是否长期卧床，以及有无皮肤受损问题，来确定需要评估压疮还是评估其他皮肤问题。

（1）筛选问题

①您最近两周是否基本卧床？是 / 否

②您目前有无皮肤受损的情况？是 / 否

注意：结合询问、观察、检查皮肤状况，判断老人有无皮肤受损情况

（2）皮肤受损的情况为

①压疮；②皮疹或不确认的其他皮肤问题；③以上都有。

注意：结合询问、观察、检查皮肤状况，判断老人皮肤受损情况

（3）压疮评估（表 3-17）

表 3-17　压疮风险评估（Braden）评估表

危险因素 / 得分	1 分	2 分	3 分	4 分
感觉：对压力导致的不适感觉能力	完全受损	非常受损	轻度受损	无受损
潮湿：皮肤潮湿的程度	持续潮湿	经常潮湿	偶尔潮湿	很少潮湿
活动：身体的活动程度	卧床不起	局限于椅	偶尔行走	经常行走
移动：改变和控制体位的能力	完全不动	非常受限	轻度受限	不受限
营养：日常的摄食情况	非常缺乏	可能缺乏	营养充足	营养丰富
摩擦力和剪切力	有问题	潜在问题	无明显问题	

注：15~18 分，轻度危险；13~14 分，中度危险；10~12 分，高度危险；≤ 9 分，极度危险。

（刘静静　刘　强　敖　俊）

参考文献

[1] 许冬梅，邵静．精神科护理风险评估手册．北京：中国医药科技出版社．2019.
[2] 倪红刚，彭琼，贾德利．老年人沟通技巧．北京：北京师范大学出版社．2015.
[3] 洪立，王华丽．老年期痴呆专业照护——护理人员实务培训．北京：中国社会出版社，北大医学出版社，中国劳动和社会保障出版社．2014.
[4] 陈旭娇，严静，王建业．中国老年综合评估技术应用专家共识．中华老年病研究电子杂志，2017. 4(2): 1-6.

第三节　痴呆患者的照护理念

照护，解释为照料护理。随着我国老龄化的加深以及痴呆患者群体的增加，对长期照护的需求快速增长。长期照护既不同于养老服务，也不同于医学上的护理服务，前者强调对老年人的日常生活照料，后者强调对疾病患者治疗后的护理和康复。长期照护是介于二者之间的，为失能半失能人群提供旨在维持身心功能的照护服务，其功能主要是维持身体功能。

现今与10年前对痴呆症患者照料的标准和目标相比，具有革命性变化。现在已经有了更好的评估方法、更积极的照料计划、更丰富多样的活动、对患者需求的有效满足、有针对地创造的环境以及其他许许多多的巨大进步。虽然还有一些滞后的方面，但痴呆患者照料方面在以上这些领域已经实现了转型。

一、痴呆患者照护的理念及原则

（一）科学照护需求的背景

我国是世界上人口最多的国家，同时也是老年人口最多的国家。当20世纪50至70年代出生的人们进入老年期以后，即2030年前后的若干年内，我国65岁及以上老人人数将从2000年的0.94亿（占总人口的7%）增加到2050年的3.34亿（占总人口的22.6%），这也意味着我国已经进入了老年型的人口年龄结构状态，每个家庭，甚至整个社会都正在经受着老龄化的冲击，面临着老龄化的挑战。人口老龄化带来的最大问题之一，是日益增多的老年人口的社会扶养和高龄老年人、空巢老人、失能老人的日常照护问题。如何有效提高老年人口的健康和生活质量成为整个社会关注的核心问题。

老年人晚年生活质量的好坏与所处的整个社会环境、居住环境、社区提供服务项目的社会化程度有着极大的关系。其中，最使人忧虑的问题是痴呆患者的日常生活照料问题，特别是那些独居的痴呆患者，痴呆女性患者的生活照料问题会更加突出。①痴呆患者的活动能力、反应能力、健康状况在普遍下降，有 17.33% 的老年人日常生活需要部分或全部依赖他人帮助，20.03% 的老年人视力不好或失明，12.07% 的老年人语言能力差，32.92% 的老年人记忆力差，23.69% 的高龄老人是中、重度认知功能损伤，27.81% 的老年人有不同程度的孤独感。老年人年龄每增长 5 岁，其日常生活自理功能下降的危险性将增加 1.12 倍。②目前，家庭养老功能弱化，专业养老护理机构数量有限，费用高昂，专业养护人员短缺，无法满足对失能老人的照护需求。根据调研，目前我国城乡失能的老年人有 960 万人，其中城市 194 万人，农村 746 万人，生活能够半自理的老年人 1894 万人。

同时，仅次于心脏病、卒中、肿瘤后危害全球老年人健康的第四大杀手——痴呆，也是老龄化社会所面临的一个巨大的挑战。人口老龄化不仅仅是老年人口迅速增加的问题，更重要的是人口老龄化过程中的痴呆患者迅速增长问题。随着中国老龄化加速，痴呆及认知功能障碍的危害愈加显现。研究发现中国 65 岁以上老人的整体 MCI 患病率为 20.8%，MCI-A 患病率 6.1%，MCI-CVD 患病率 3.8%，MCI-VRF 患病率 4.9%，MCI-O 患病率 5.9%，中国老年人群轻度认知功能损害患病率高达 20.8%，农村地区高于城市；美国心脏协会（AHA）与美国卒中学会（ASA）曾联合发布科学声明，称发达国家 65 岁以上人群的痴呆患病率可能已超过 10%，阿尔茨海默病患病率每 4.3 年翻 1 倍，血管性痴呆患病率的翻倍时间为 5.3 年。痴呆患者的快速增长，将导致老年人口总体健康水平下降，老年慢性非传染性疾病的增加，需要家庭和社会照料的老人大量增加。目前有数据显示，患糖尿病的高龄老人其日常生活自理功能丧失的危险性为非患者的 2.4 倍；白内障患者的日常生活自理功能下降的危险性是非患者的 1.5 倍；患中风等脑血管疾病的高龄老人日常生活自理功能下降的危险性是非患者的 7.8 倍；支气管炎（肺气肿、肺炎和哮喘）患者 ADL 功能下降的危险性是非患者的 1.47 倍。

一人卧床全家忙，如何使老年人晚年的生活更加幸福，更加有尊严地生活成为必须面对的现实问题。另外，痴呆患者照顾的难点之一在于他们几乎天天需要照料。然而，我国传统上都是家庭养老，老年人从经济上的赡养、健康的维护、日常生活上和患病的照顾直至精神慰藉，都是由家庭成员来负担，偶尔由亲友帮助，进入养老机构来解决长期照护是很少的。老人需要长期照护，也只能由家庭成员尽其所能来承担，而这种家庭结构小型化、两代人分居的倾向、家庭功能的外移、家庭照料资源的匮乏等都会造成家庭用于治疗慢性病和护理费用投入越来越多。在城市，有些老年人在患病且有公费医疗的情况下，所需要的长期照顾干脆就由医院负责，这种医护不分的状况是对卫生资源的极大浪费。

因此，在目前我国养老服务社会化程度还不高的情况下，照料大量体弱多病的高龄老人、卧床老人、活动能力下降的老人，社会和家庭负担也越来越重。根据 2015 年对痴呆患者的经济费用调查显示，中国痴呆患者的年总花费为 1 677.4 亿美元，每个患者年花费为 19 144 美元。痴呆费用的年总花费占国内生产总值（GDP）的 1.47%。而全球痴呆患者的年总花费占全球 GDP 的 1.19%，表明中国痴呆的经济负担高于全球平均水平。

随着我国老年人口的迅速增加，老年人对长期照顾（LTC）的需要就突出地显现出来，医院人满为患，无力满足大多数人长期照护的需求，日常在医院陪床的任务只能由老年人的家庭成员或由工作单位（近年来有护工）负担，使人们感到 LTC 需要由家庭和医院以外的新型组织来解决。20 世纪 90 年代我国人口老龄化日益突出，有 LTC 需求的高龄老年人急剧增加，由于生活方式所带来的疾病，诸如老年痴呆症、心血管病人群增多，骨折的老人增加，最主要的是由于人的寿命延长，产生了一段很长时间难于完全自理，又不需要进医院的亚健康状况，这就造成 LTC 需求量进一步加大。在诸多老年人问题中，LTC 是一个最大的难题，也是近年来出台的医疗政策、护理政策关注的重点。如何满足老年人的 LTC 需求，是老龄化社会中除了老年经济保障、老年医疗保障问题外的又一个现实而棘手的社会问题，也是我国医疗改革中难中之难的问题。随着人口老龄化，特别是痴呆患者人口数量的增长，失去生活自理能力需要长期照顾护理的老年人数和比重的大幅度增长是必然的。一方面，家庭能够提供的养老资源有所减少。子女数量的减少，核心家庭的增加，子女离巢时间的提早，使子女没有充分的时间和精力来照顾好老人。另一方面，老年人对养老资源的需求在增加。痴呆患者的日常生活照料，空巢家庭老人的精神慰藉问题变得日益迫切。在这种情况下，使得传统的家庭养老功能弱化，社会化养老需求迅速增长。社会化养老有两种基本的模式，一种是进入社会养老机构，另一种是居家养老，后者是老年人在家中居住，由社会、社区提供的长期照顾服务的一种社会化养老模式。也就是要调动社会各方面的力量，构建一个最符合老年人意愿的以家庭为核心、以社区养老服务网络为支撑、以养老保险制度为保障的居家养老、长期照护体系。

随着老年慢性病患者的增加，服务设施也需要有较大的发展。如果 2050 年我国有 1% 老年人入住养老服务设施，从现在起每年要新增 5.9 万张床位。如果 2050 年有 2%、3%、4% 的老年人入住养老服务设施，从现在起每年要分别增加 14.6 万、23.3 万和 32 万张床位。2050 老年痴呆患者保守估计人数在 1 600 万人以上，其中 30% 以上为重度痴呆患者，如果其中 10% 入住长期养护中心，平均每年要增建 1 万张床位；如果 20% 入住长期养护中心，平均每年要增建 2.1 万张床位；如果 30% 人住长期养护中心，平均每年要增建 3.1 万张床位；如果 40% 人住长期养护中心，平均每年要增建 4.2 万张床位。由此不难看出，由于家庭小型化，家庭照料资源的匮乏，更多的老年人选择了设施养老。在老年人人住养老服务设施的原因中，58.0% 的老年人是因为子女和老伴无力照顾和怕给子女添麻烦。根据老年人的需求，我国在 21 世纪前 50 年，养老服务设施将会有较大的发展。涉及老年人养老的各个方面都可能成为养老服务设施产业发展的重要契机，那些为不能自理老人开办的托老所、需要长期护理的特别护理养老院、专门治疗老年病的老年病医院以及临终关怀医院等将会有较大的发展。

（二）老年长期照护的服务理念

面对痴呆患者长期照护服务的巨大需求，我们需要认真检讨对痴呆患者长期照护的服务理念。

1. 长期照护的目标　提升需要照护的老年人生理、心理功能，提高他们参与社会发展的积极性，使老年人晚年生活的更有意义、更有质量；尊重、强化老年人的独立和自立权，按照老年人的意愿生活及终老，协助他们发挥潜能及维持最高的活动能力；认识到老年人不仅是财富，而且是社会可持续发展的资源。

对失智老人的长期照护服务应充分体现以人为本的精神，体现以老年人为本的精神，一切为了老年人，为了老年人的一切。使人人感受到关怀、被尊重，人人感到生活在公平、愉快的社会中。在高龄化社会，失智老人的长期照护问题不能仅仅作为学术问题来研究，而且要作为老龄工作的实际问题尽快摆在重要的议事日程中。

老年人最理想合适的照护是留在家中，留在他们熟悉的社区中，由家人和亲属照护。作为人权保障的护理福利，不单纯致力于疾病治疗，而且要致力于更高层次，即在提高老年人整体社会福利生活质量的同时，更要关注包括身体、精神、社会、宗教、环境的生活层面上的照料。目前对高龄老人的生活照顾和治疗，往往更多的是注意在药物方面的治疗，实际上对痴呆老年人的照顾和治疗，需要更多的是心理方面的尊重、精神上的关心和生活环境的改善。

对老年人的康复活动，训练目标主要是不断提高其自理、独立的能力，使他们愉快地生活在社区中。社区服务需要增加多元专业化服务，服务不仅要多样化，高效率服务、规范化服务、安全服务等温馨服务也十分重要。

要使痴呆患者社区长期照护服务能够可持续发展，就要在社区建立强大的康复队伍，建立一支由护士、社工、物理治疗师、职业治疗师、心理治疗师、临床医生组成的社区长期照护服务队伍。在发展社区长期照护专业化队伍的同时，还要重视发挥非正式照护系统功能。社区长期照护要充分体现对老年人的关爱、真诚、沟通、服务、奉献精神，强化家庭功能，强化社会护老爱老的意识。整合社区各方面的服务力量，创造一个有活力的社区照护体系。长期照护工作重点要突出，突出护理队伍的建设和管理，护理服务质量提高及管理机制的创新。

2. 照护的基本原则　作为照护者需要应对认知症老人的各种状况，每位认知症老人都有其独特的人生经历，他们的能力、身体状况、喜好和照护需求都有所不同，但仍有共通的照护原则。

（1）保证老人身体健康：不管哪种照护方式，保证老人的身体健康都是照护的首要目的，其次才是给予老人精神上的愉悦，给予老人尊重和认可等。任何有损老人健康的方式，不管出于什么目的都是需要谨慎或避免的。

（2）了解老人缺乏行为控制力、学习和适应能力：痴呆患者和普通老人最大的区别就是他们没有自我控制能力，学习能力和适应能力也非常缺乏。这和照顾儿童是完全不一样的，所以大部分指令都需要从他们的角度思考，而不是让他们通过学习来适应照护者。

（3）将日常生活简化，简化环境，并将日常活动分段成简单的步骤：痴呆患者无法完成比较复杂的任务和指令，在日常生活中，不妨将指令简单化，比如：询问老人“想吃什么”会让老人陷入思维处理的难题，而询问老人“中午吃粥好不好？”会让他们更容易完成和处理，给予答案。

（4）了解老人的限制，不要逼老人做超过能力范围的事：很多对常人感觉很简单的事情，对痴呆患者而言是无法处理的。如果不了解他们的能力，往往会对他们的行为和结果非常失望，甚至责备他们，给他们带来更加沮丧的感受。了解老人的身体和认知能力，尽量交给他们能力范围内的事情，可以避免这种不必要的冲突。

（5）给予老人正向限制，告诉老人要做什么而避免“不要……”：在与痴呆患者沟通时，语言和指令要尽可能简单，尤其尽量使用肯定句而不是否定句或疑问句。比如老人在客厅大小便是非常让家属烦恼的一种情况，但这个时候不能像对待小孩子一样责备他，对他说不能在这里上厕所，因为他是无法理解的。而是应该观察他有坐立不安等排便征兆时，拉着他到厕所，将他轻轻按在马桶上，说“在这里上厕所”，他会更加容易理解。

（6）鼓励老人做力所能及的事情：过度的关心和照护，往往会让老人失去宝贵的锻炼生活能力的机会，更加快速地失去认知或自我照顾能力。在老人能力范围内，安排简单的自我照顾任务。比如帮助做饭、洗衣服、准备餐具等，都可以帮助他维持生活能力。当老人遇到挫折时，不要责备或单纯地怜悯，而是应该帮助他，并安慰他这很正常，不要有压力。

（7）专业的事情交给专业的人士去做：作为照护者要明白，很多事情只有专业人员才能正确操作，像对痴呆患者做心理干预、护理输液、用药建议等，都需要不同学科领域的专业人士进行。很多家属会凭借着网络上的只言片语或他人经验就自行尝试，如果出现问题甚至反向效果往往会危害到老人的健康安全。专业的事情给专业的人去做，才是正确的处理方式。

（8）尽量利用老人较熟悉的常规、旧的习惯及技巧，来帮助老人：照护一位老人，先需要了解他的人生经历、语言习惯、用餐习惯等，这些往往更容易被他记住或恢复，依照老人的习惯来制订生活规划，往往比让老人按照照护者指定的方式来进行要容易得多。

（9）当老人出现压力及挫折时，照护者应当修订原有计划，做弹性调整：痴呆患者状态很不稳定，有的事情今天可以做，明天可能就无法完成，这与他们的情绪、身体状况、注意力等都有关。要弹性制订照护或康复计划，随时观察他们的身体情况，不管是理疗康复还是干预训练，都要量力而行，依照老人的情况随时调整计划。

（10）尽量避免问题的发生，不强迫老人依照照护者的指示：在痴呆患者的照护中，“认可疗法”是很常用的一种手段。在老人的行为或言语和照护者的预期目的有冲突时，不妨先认可他们的方式，尽量避免与他们发生冲突，之后灵活地诱导他们，避免因为不当方式导致其他负面结果。

（11）当某件事造成老人沮丧或混淆时，可尝试用不同方法进行：痴呆患者的注意力和能力可能会有波动，他们在失败或完不成任务的时候会沮丧，这种沮丧会影响他们的情绪，也会让他们抗拒干预或配合，这个时候可以转移注意力，更换项目，消除他们的沮丧感。

（12）以“人”为中心，不把目标放在完成事情上：以“人”为核心的照护理念永远是我们的第一目标，而完成的事情不过是途径和手段。不管在照护中还是干预活动中，都要牢记这一原则，如果老人在感受很不好的情况下完成一系列动作，可能下次他会抵触类似活动。反之，就算这次没有完成任务，只要老人情绪是正面的，下次他依旧会尝试，并从中获得快乐。

（13）对于老人所表现出来的感情，照护者应试着理解，与老人分享这些情感：因为痴呆患者的行为往往伴随重复话语和无法被理解的内容，很多照护者往往在老人努力表达的时候，流露出不耐烦或敷衍的感觉。认同和分享这些情绪，其实可以让老人建立起对照护者的信任感，降低沟通和照护的难度。

（14）老人常会用一些代偿的方式来克服疾病带来的不适，如“我已经洗过澡了”代替“不记得”，应被视为正向的，并给予支持。

在痴呆患者用此类言语表述时，照护者不必非常认真地去纠正他们，可以认可他们，说“知道了”，也可以适当地表扬或轻轻拍打他们肩部等表示鼓励和认可。

（三）长期照护的理论与实践

综合运用护理学和公共卫生学的理论与技术，以社区为基础，以老年人（包括慢性病患者、妇女、儿童、残疾人）为重点，以服务为中心，将医疗、预防、保健、康复、健康教育、生活照料等融于长期照护中，并以促进和维护社区老年群体及需要照料人群的健康为最终目的，提供连续性、动态性和综合性的护理专业服务。

鉴于我国老年认知障碍患者发展的现状和趋势，建议国家尽快建立和完善老年医疗保障体系，加强老年痴呆的预防和治疗，尽快建立全国性的老年痴呆防治基金，制订控制老年认知障碍发展规划，加强老年护理产业的发展，同时加强老年卫生保健服务的近期和中远期的规划是十分必要的。为此，建议国家要加强对老年认知障碍防治的管理和监督；开展对老年认知障碍的研究；建立失智老人长期护理保险制度；建立老年认知障碍的防治机构，提高一级医院人员的业务素质；改善基础医疗机构单位的设施、设备条件，扩大服务的范围；加强老年人自我保健和老年认知障碍预防的宣传工作。

二、以人为本的照护模式

老年服务，归根结底是人对人的服务，以人为本才是重中之重。“以人为本”的照护理念最初是由英国的汤姆博士（Tom Kitwood）提出的，现在已成为专业照护的基本理念。“以人为本”想要达到的目标是：认知症长者能够作为正常的独立人格被身边的人所接纳和尊重。因此老年照护的目的，不仅是为了让老人有吃有住，而且更要保证他们的生活质量、人格尊严和社会参与。所以在老年服务尤其是长期照护服务中要强调以老人为中心，体现专业性。

Tom Kitwood 教授曾经提出过以人为本的十大重要原则。具体如下。

1. 无批判地接受每位老人的独特性。

2. 尊重每位老人过去的经历与学识。

3. 认识到每位老人都有情感、社交、身体和精神方面的整体需求。

4. 和老人保持沟通，既需要灵活性和横向思维，也需要接受其他的观点。

5. 要确保老人感觉自己是受欢迎和被接纳的。

6. 创建一个家的感觉，让老人有归属感，感觉他们适合生活在这个地方，而且别人对他们有良好的期待。

7. 通过恰当的照护和消除不必要的约束，极大化地赋予老人自由。

8. 允许并尊重老人在力所能及的范围内对照护环境做出贡献。

9. 创造和保持一个互相信任的环境，保护痴呆患者，不让他们受到欺凌、剥削和其他形式的虐待。

10. 关注老人积极的一面，比如他们尚存的能力，以及他们还能做什么。

患者对于高质量照料的需要非常强烈。对那些认知受损的人的日常生活能力如何保持，照料行为面对最主要的问题不只被看着满足患者的身体需求，痴呆患者并非就是每天有 75% 的时间处于心理总体无意识状态。

照护者所面对的是不同老人的不同需求，因此必须配合老人的身心状况、习性与历史背景，发展出某种合乎常理的社会互动与交换关系。由于老人照顾需求的烦琐与零碎，照顾体系必须建构出一种社会共处形式及服务提供模式的模型，以满足每一位老人多元化的照顾需求，提升老年人的舒适感。

所谓促进老人的舒适感，并非是促进老人生活的“整体”舒适感，而是促进“个别”老人的生活舒适感。换言之，照护行为的主导权是掌握在“每一位”老人的手中，而不是掌握在“所有的”老人手中，因此，照护者必须与所照护的老人发展为某种社会共处的形式，以充分的尊重、理解、互惠和沟通。唯有如此，所有的照顾行动才能够与初始的照顾动机相吻合，所以照护老人“懂”比“爱”更重要。

一个人在身体健康时，吃饭、穿衣、洗漱、洗澡……都不是问题，但是当他丧失自理能力时，要别人为他洗脸刷牙、给他喂饭、帮他洗澡……这些不起眼的日常琐事都成了专门的技术。此外，提供长期照护服务，还要能合老人的心意，这又涉及科学助人的社会工作理念和技巧。

能自理的时候居家过日子，不能自理的时候去专业机构，是世界卫生组织所倡导的健康积极老年生活方式之一。

随着中国社会人口老龄化进程的加速，近年来老年服务业发展快速，老年人到了严重或完全失能失智时去老年照护机构接受专业的长期照护服务，已经逐渐被社会大众所接受。如今在城市中，尤其是在大城市中，年龄在 75 岁以上的老年人，大多还有两个及以上子女，他们仍然固守传统——“穷家难舍，熟地难离”。这个想法也是对的，完全符合“原居安老”的国际共识。

但是，凡事也要有个度。真正到了严重或完全失能失智时，还得去专业的老年照护机构度过余生。

一般来说，痴呆患者自我建构的世界并非完全虚无缥缈，常常保留了他对自己一生中某个阶段，尤其是人生最辉煌阶段的特殊记忆，它可以成为老人的“照护密码”。照护者要与老人一起穿越时光隧道，回到从前的某个特定时刻，寻找属于老人当年的“王者荣耀”。一旦回到那个幻觉中特定时刻的特定环境，老年人就能够获得从自豪感、荣誉感中派生出来的安全感。

痴呆患者在精神上并不是和我们生活在同一个世界，因此会出现沟通困难，这使他们往往表现得很烦躁。对于认知障碍老人，“懂”他们比“爱”他们更为重要。另外，更要强调的是这个“懂”，是建立在专业的基础上的。

所谓“懂”，是指照护者对待被照护者——即使他们对现实世界的感知已经出现了偏差，出现了错位——也必须在心理上、精神上争取与他们同步。在世界卫生组织的重要文献《关于长期照护政策的国际共识》中强调：为了“确保缺乏自理能力的人能根据个人的优先选择保持最高可能的生活质量，并享有最大可能的独立、自主、参与、个人充实和人类尊严”，要“由具有文化敏感性的专业人员和准专业人员提供支持服务和照顾。”所以，在老年照护服务中，需要将老年康复护理和社会工作的理论和技巧融合到一起。

因此我们建议在照护过程中遵循以下原则。

1. 承认　照料者对痴呆症患者态度是开放的、没有偏见的，不会刻板和病态。他以患者的独特性满足他们的要求。患痴呆的男性和女性都被作为一个人而得到认可，被别人知道他们的名字，自己的独特性得到他人确信。承认可用简单的方式来实现如打招呼、长时间仔细聆听。承认还不单纯是语言的问题。其中最显著的一个承认行为是直接的眼神交流。

2. 商量　照料者把现有的，应该做什么的假设抛在脑后，敢于询问、商量和倾听。这种互动类型的特点是人们要通过咨询痴呆患者来了解他们的爱好、愿望和需求，而不是主观下结论。每天都会有许多需要商量的事情发生，例如早上是不是准备要起床了、要吃饭了吗、准备出去散步了没有。有技巧的商量要把痴呆患者常有的焦虑不安考虑在内。通过商量能尽量提高人们独立掌控事情的能力。

3. 合作　故意不许使用权力以及各种强制形式，给痴呆症患者创造“空间”尽可能促成行动。合作一般是指两个及以上的人一起来承担任务。合作的真正含义是“一起工作”，如一起做家务。在个人照料情况下合作的情况诸如穿衣、洗澡、如厕。合作意味着照料不是单独由一个人去扮演角色就可以做好的，而是一个包括大家的想法和能力在内的过程。

4. 玩耍　照护者有能力使用一种自由的、孩子似的、创造性的“存在”方法。不管要达到什么样的目标，玩耍从本质上来说是一种没有目标的活动，是一种自发性和自我表达性的活动，但它也有自身价值。由于像工作责任等这些生存压力的存在，很多成年人在玩耍方面的能力发展很差。但一个好的照料环境要能让这种能力得以发展。

5. 尊敬　痴呆患者通过直接的感知获得愉悦感，这意味着照料者给人的感觉是轻松自如的，没有焦虑和罪恶感。这个术语是指主要以感官形式进行的互动，概念和智力上的理解未介入其中，如香味疗法和按摩这样的方式。这个词是一个新词，来自希腊语中的 timao。这种互动的意义在于它基本没什么要求，能给人带来接触和愉悦，因此在严重认知受损时这种互动更有价值。

6. 庆祝　除了工作的责任和要求外，照料者要快乐，对生命的恩赐感恩。这种互动是在广泛而欢快的环境中发生的。不仅仅是某种特别偶然的事情才需要庆祝，生活中内在的每一时刻都是令人喜悦的。虽然有很多痴呆患者备受痛苦，却依然保持庆祝的能力。庆祝这种互动使得照料提供者和被照料者之间的界限越来越小甚至完全消失。自我的一般界限会变得无边际，自私也会扩散。在有些有神秘传统的地方就是一种精神上的含义。

7. 放松　照料者可以暂时停下主动工作，甚至停止计划。认同痴呆患者有这种需求：慢下来，允许身心小憩。在所有互动形式中，放松是关注程度最低、或许也是节奏最慢的一种互动。独居的人当然也有可能放松自己，但很多痴呆患者有强烈的社会交往需求，只有当别人靠近他们，甚至有身体接触时才能放松。

8. 许可　为了有同理心理解别人，照料者更多的关心和关注已经超出了他自己的参照标准。认知减少，对情感的敏感性增加。在精神治疗工作中这个术语的使用有很长历史，可回溯到那奥米·费尔在痴呆患者照料中使之为人所知的某段时间（如莱恩，1967）。许可别人的经历也就是接受这个经历的事实和影响及其“主观上的事实”。本质是承认某人的情感和感觉，并在感情层面给予回应。它带有高度同理心，尽力去理解整个问题的含义。就算是处在一种充满幻觉的混乱状态，当我们的体验得到别人认可时我们会感到更有活力、更真实、与他人的关系更紧密。这一点在痴呆患者身上也得到了验证。

9. 支撑　无论痴呆患者经历怎样的痛苦，照料者都和他在一起；沉着、自信、反应迅速，能够忍受所有让人烦扰的情绪。这是个隐喻，来自一个处于窘困状况下的孩子在身体上的坚持。心理感觉上的支撑是指提供一个安全的心理空间，也就是一个“装东西的物体”。在这里，心理创伤和冲突被排斥在外，最脆弱的一面可以展现出来。支撑这种互动可以让一个人感到安全，去除恐惧和痛苦。在儿童照料中，心理支撑在很多情况下也包含了身体支撑。

10. 促进　发挥一点想象力。回应痴呆症患者的手势；不要强加含义，只是分享这个创造，使其能够行动起来。这个词最简单的意思是通过弥补行动中不足的部分，让某人去做别人希望他做的或是他没有能力去做的事情。促进与合作是结合在一起的。当一个人的联系感被严重削弱后会产生真正的心理治疗互动。促进这个职责主要是让互动得以产生，扩大互动范围，帮助他人逐渐充实其生活内容。好的促进互动是以一种比较慢的速度来使意义感逐渐建立起来。

11. 创造（痴呆患者的）　看到痴呆患者开始的创新行为并承认它。照料者做出反应，但不要控制。痴呆患者通过其能力或技能，会偶然地为社会环境提供什么。例如邀请他人唱歌或跳舞。

12. 给予（痴呆患者的）　照料者谦虚地接受痴呆患者赠予的各种友好的礼物并且真实地辨别他（或她）的需求。痴呆患者会通过帮助他人、送礼物这种的表达方式表达他的情感。

三、“互联网＋”技术下的痴呆患者照护

我国目前已进入人口老龄化阶段，养老服务问题特别是痴呆患者的照护问题显然已成为我国政府和全社会亟待解决的热点问题。我国现有的痴呆照护模式中，居家照护服务由于比较符合我国国情，已成为我国痴呆照护的主要方式。但是由于老龄人口基数大、区域经济发展不均衡等问题，居家照护

模式在实际实施过程中仍存在着许多问题，比如服务人员数量不足、服务水平、服务模式单一以及居家照护健康管理和信息化问题等。我国痴呆患者已超过 1 000 万人，主要是由配偶或子女等非专业人员进行居家照护，居家照护者长期受多种照护问题困扰，对日常生活照护、精神行为症状应对、安全风险防范及自身心理调适的支持服务需求迫切。近些年来，“互联网 +”信息技术的快速发展，从技术层面为痴呆照护事业的发展提供了便利。“互联网 + 居家照护”实际上就是互联网与传统居家照护服务的融合，但不是简单的相加。二者的融合是指运用互联网信息技术为痴呆患者提供全面、快捷、灵活、低成本的多种多样的照护服务。“互联网 + 居家”养老是真正以老人为中心，通过运用互联网信息技术，发掘出更多具有实际意义的照顾服护方式，最大限度地满足老年人的各种需求，以促进痴呆照护持续健康发展。因此“互联网 + 居家照护”二者的融合是非常具有划时代意义的，很明显已成为当今社会的大势所趋。运用互联网、大数据与照护服务相结合，能使照护服务更加便捷化、个性化及人性化。利用大数据，采集老人的各项基本信息，并通过互联网的线上线下互动，为老年人提供多样化的全面照护服务。

（一）互联网＋照护特点

1. 方便老人和照护者得到便捷服务　通过建设服务平台，整合线上、线下资源，实现了照护服务供给资源的集约化管理和供需有序衔接，实践中优势持续显现。互联网不仅成为线下“交易”的前台，增加了供给、对接了需求、平衡了供需，而且充分拉近了供需双方的距离。可通过平台直接预约，足不出户地享受便捷服务，有力解决了照护服务需求。一些地方还将服务信息集成到手机端，一键集成多种服务，老年人可方便享受到子女亲情呼叫、“120”急救呼叫、社区医生医疗咨询、健康管家、医院预约挂号、家政等服务。

2. 扩大了养老服务产品的有效供给　当前服务产品总量不足、质量不高、个性化产品短缺，普遍存在“社区能提供什么，老人就享受什么”的问题。对此，部分服务平台借鉴电商模式，补贴服务提供商，将一些高消费、边缘性照护服务产品以较低价格引入服务平台，增加了服务供给，提高了服务质量。同时，随着平台应用增多，老年服务生产商基于大数据开发出了更加多元、精准的服务，发展出了服务的“私人订制”，扩大了服务产品供给。

3. 提升了老人安全保障能力　老年人口的疾病预防对控制和延缓老人进

入失能、半失能状态至关重要。随着可穿戴设备、物联网、移动互联、无线传感等技术的成熟，一些服务终端平台已经可以实现对老人地理位置、生理指标、活动能力等数据的实时采集和监控，自动提供相应的安全看护、健康监测、精神关爱和生活服务等。这不仅降低了监护成本，更重要的是，将老年人安全管控服务前置，变疾病治疗为疾病预防，最大限度地防范老年人疾病突发性和治疗滞后性的问题。

4. 推动实现医养结合目标　实现医养结合的一个关键点是整合老年人的信息资源和医疗资源。在一些地方实践中，依托老年服务平台，以社区为单位建立老年人基本信息、养老服务信息、电子健康档案、电子病历等数据库，为开展医养结合服务提供了重要的信息和技术支撑。

5. 提升社会资本进入照护行业的积极性　痴呆照护产业一直被认为是未来产业发展的新蓝海，但由于投资大、见效慢，社会资本进入步伐始终“雷声大、雨点小”。在“互联网 +”的推动下，产业发展路径越发明晰，目前已经形成了以照护服务电商平台、终端设备集群和线下服务集群等为主要版块的产业体系，产业链条，利润空间慢慢清晰。这直接提高了社会资本进入照护产业的积极性。在一些地方，企业主动投资服务平台，并提供免费服务，看重的正是“互联网 + 照护”产业的市场前景和增值空间。

（二）互联网＋照护现存模式

1. 智慧照护社区模式　这个模式最早源于国外，是西方发达国家近年来兴起的一种照护方式，即通过打造一个现代化、智能化的居民社区，囊括人们照护所需的各种服务，让老人居住其中，享受健康养老生活。社区内有专供的超市、医院、家政服务中心、老人休闲馆、健康运动场馆等诸多设施，通过监控设备 24 小时监控老人的身体健康情况与衣食住行，将数据发送到智能分析中心，由人工智能进行大数据分析，确保老人方方面面的健康生活。国内类似的由上海市政府打造的“忘不了”餐厅，让一些患有轻、中度认知障碍的老人参与到餐厅的日常经营工作中。

2. 物联网 + 云数据 + 养老模式　鉴于智慧养老社区所需投入巨大，因成本问题短时期内无法普及，所以为了解决国内绝大多数普通老人的需求，人们探索出一个普及率更大的“互联网 +”模式，那就是将目前兴起的云数据和日益发达的物联网结合起来形成一种新的模式。其原理是：让老人时刻佩戴便携式健康监测装置，比如健康手表、手环等，将采集到的健康数据及地理位置等信息实时上传云端，与政府、医院及其他社会养老机构的数据库相连，实现24小时远程监控，保障老人的安全；老人也可以通过专门为老人建立的网络平台进行日常购物、预约看病、家政上门等服务，届时，只要是有网络覆盖的地方，老人就能享受到健康、安全的服务。

（三）互联网＋照护存在的问题

1. 互联网照顾企业主要依靠政府输血，自身造血能力不足。互联网照护企业主营业务单一，增长潜力有限；对政府购买社会服务依赖较多，部分企业的主要营收来源为政府购买社会服务，缺少多元化发展的思路和产品设计。

2. 智能产品不智能，企业统筹运营比较差。多数机构中，智能养老设备的使用存在“一高三低”的现状：设备安装、普及成本较高；设备普及率较低、利用率较低、政府和公众对智能化认识较低，且智能化程度较浅。

3. 传统机构对于智能照护的认识程度相对落后。他们普遍认为，智能照护无非就是购买一些智能设备，并把这些智能设备应用到服务中。但应明确，照护的本质应该在服务而不是产品，传统智能产品的设计仅仅实现了功能，未能结合专业服务，停留在“伪”智能阶段。

4. 市场发展失序，政策制定滞后。采用互联网思维的智能企业通过提供信息共享的平台，将提供垂直服务的机构和需要服务的老年个体紧密结合起来。但发展智能产业相关政策规范和标准的缺乏和滞后，导致市场缺乏规范，产品参差不齐，企业发展无序。

5. 部门协调存在阻力。智能产业涉及多部门参与，不同服务项目归口管理，服务门槛的界定不同。

6. 专业队伍严重缺乏。国家缺乏痴呆照护的专业标准；类似医疗护理等专业服务的提供仍然需要具有执业资格的专业医师进行，特定的心理辅导和陪护也需要有特定资质的心理咨询师、社工等，现有的服务队伍专业性明显欠缺。

（四）互联＋照护的未来展望

1. 多途径结合，探究基于个性化需求，提供定制化干预的策略。首先，可基于医联体和分级诊疗管理模式，建立医院—社区—家庭联动的痴呆照护支持服务体系，促进分工协作，合理利用资源，从而充分利用优势专家力量，实现网络干预的专家与痴呆老年人实时互动，提供个性化指导。同时组织多学科团队，在“互联网＋照护服务”模式下，研制个性化评估与干预的要素及方案，确保干预的同质化立足于专家资源不足的现状，可探索智能化决策系统的研发，实现智能化方案的推荐。

2. 拓展对网络干预的全面效果评估，并进行卫生经济学评价。为照护者提供支持服务的最终目标是改善照护者和痴呆老年人的健康结局，进行网络干预应考虑不同特征照护者的差异化。此外，需考虑时间、人力和成本效益，对网络干预进行卫生经济学评价，实现痴呆照护支持服务的普惠化。

“互联网＋照护”可以让痴呆患者在自己的房子或者熟悉的社区安享晚年，有效解决养老院床位匮乏问题，且采用集中管理模式可以更好地减少人工成本，普遍来看，老年人多存在视听力衰退、手脚不灵活或者各种疾病隐患，通过物联网、互联网相结合，可以实现远程看护，让出门在外的儿女更放心。另外，可以避免让老人重新适应新环境，相较于养老院机构，智能化社区服务驿站，让家人更放心。

（韩旺萍　彭传斌　熊霜霜）

参考文献

[1] 燕杏钰，刘艳丽，王沙沙，等．智慧医学在老年痴呆患者护理中的研究进展．护理研究，2021, 35(3): 454−457.
[2] 徐焕香，张成帅．互联网支持干预在阿尔茨海默病照顾者中应用的研究进展．循证护理，2018, 4(7): 597−600.
[3] 同春芬，王珊珊．英国失智老人照护的经验与启示．中共青岛市委党校．青岛行政学院学报，2017(5): 86−90.
[4] 解恒革，康丰娟．七问法则——痴呆优质照护的解决策略．中国护理管理，2020, 20(9): 1281−1284.
[5] 李子芬．提倡以人为本的老年照护．广东省护理学会 (Guangdong Nursing Association). 传承、变革、专业、优质：广东省 2014 年护理学术年会资料汇编．广东省护理学会 (Guangdong Nursing Association): 广东省科学技术协会科技交流部，2014: 7.
[6] 刘泽伟．长期照护制度的国际经验与启示．中国人口报，2021−09−20(003).
[7] 汪宁．英国应对痴呆症的国家战略研究．社会治理，2021(01): 75−85.
[8] 谢其鑫．阿尔茨海默疾病经济负担及承担主体职责研究．北京中医药大学，2019.
[9] 阮斐清．失智老人问题与社会工作介入研究．苏州大学，2012.

第四节　痴呆患者的日常生活照护

一、痴呆患者日常生活照护原则

痴呆患者照护的基本原则是“以人为本”，即不仅仅是关注痴呆本身，更重要的是关注患有痴呆的人，具体原则如下。

（一）根据患者的能力和特点，提供个性化帮助

随着病程的进展，痴呆患者的生活能力将逐渐衰退，患者需要更多的帮助和支持，照护者要定期评估患者的日常生活能力，根据患者的需要，制订和调整照护计划。日常生活能力评估主要包括量表评估及日常观察两种方式，最常采用的量表是日常生活能力评估量表（ADL），包括两个方面内容，即基本日常生活能力（如吃饭、穿衣、步行、大小便和洗浴等）和工具性生活能力（如处理财务、购物、驾驶、服药等）。照护者要熟悉ADL量表的评估内容，在日常照护中实时观察患者日常生活能力的变化，根据评估结果做出相应的照护改变，以适应新的照护需求。

每位痴呆患者的背景及生活经历均不一样，患者某些日常生活习惯和喜好如饮食口味、洗浴时间、衣服的颜色和款式也会不同，照护者需了解他们的过去，尊重他们的喜好，记住他们的生活细节，在保证安全的前提下，尽量根据患者的日常生活习惯和喜好，进行日常活动安排，并提供一些让患者愉悦的物品，有助于患者更好地配合照护工作。

（二）安排规律但有弹性的日常活动

痴呆患者需要一个稳定的感觉，因此要为患者制订固定且有规律的作息时间表，明确起床、吃饭、散步、读报、运动、就寝等时间，作息时间表（表3–18）参照患者过去的生活习惯制订，一旦作息时间表确定后，最好不要经常变动，尤其是中度痴呆以后的患者。当患者清楚地知道下一阶段要做什么时，他们的焦虑感就会减轻，生活也能够更独立；另外，白天适度的活动也有助于患者夜间的睡眠；对于平时活动量大的患者，固定的活动与作息有助于他们释放多余的精力，减少夜间游走的机会。制订作息时间表时要注意，因患者的表现会时好时坏，作息时间表需要保持弹性，当目前的安排

无法进行时，可考虑改变日常活动计划。

表 3–18　痴呆患者作息时间表（适用于轻中度痴呆患者，仅供参考）

时间	活动安排	时间	活动安排
7：00	起床	14：00	看电视新闻
7：30	洗脸刷牙、换衣服	15：00	认知训练，如记忆游戏 / 书法等
8：00	早餐	16：00	帮忙做家务
8：30	帮助清理桌面	18：00	吃晚餐
9：30	文娱活动，如室内运动、散步等	19：00	看电视 / 电影
11：00	认知训练：读报纸 / 看老照片等	20：00	洗浴
12：00	午餐	21：00	听广播 / 看书
13：00	午休	22：00	睡觉

（三）关注患者尚存的能力和长处，尝试开发新的能力

痴呆虽会夺走患者的部分能力，但仍保存着许多能力，照护者要通过细心观察和评估了解痴呆患者的失能程度，进而找到患者尚存、没有退化的能力，例如处理家务、洗浴、穿衣、用餐等，患者在进行这些日常活动时，照护者只需扮演协助者的角色，在旁观察和协助。如果患者完成了任务，照护者要积极给予鼓励；如果患者某些步骤做得不好，可以口头 / 肢体引导，或给患者做示范，必要时再予以帮助，切勿全权代劳。

另外，痴呆患者并非不能学习新的事务，只是学习速度较慢，效果较差，尤其是轻度痴呆患者。照护者可通过各种方式发挥患者最大的“能”，比如有些患者生病之前从来没有做过家务，照护者可通过简单的指导训练让患者掌握相关技能。老年痴呆症患者在不断练习过程中，其生活能力能稳定地维持很长一段时间。需要说明的是，不建议让患者学习复杂技能如烹饪等，以免增加患者的挫折感。

（四）维持患者的尊严及价值感

虽然痴呆患者的认知功能和生活能力都在逐步衰退，但他们依然需要成就感和认同感。因此无论在家里还是照护机构，照护者都应该创造机会，鼓励患者参与家务劳动、兴趣活动及小型聚会，让他们有机会贡献自己，体现

价值。老年痴呆症患者做得好坏不是照护者首要关注的问题，患者在尽力做着有意义的事情，这就是成功，无论事情多小，成功的感觉都有积极的意义。

有时候，痴呆患者的表现会像个孩子，但患者是一个成年人，不是孩子，照护者要特别顾及患者的自尊心，维护他们的尊严，不应以对待孩子的言语和态度对待他们。在日常生活中，当患者独立完成了某项任务，无论是刷牙、洗脸等基本日常生活技能还是某项兴趣活动，照护者都要真诚地赞美、感谢他们，让他们有成就感。

痴呆患者在日常生活中难免出错，给照护者带来一些麻烦，照护者应该降低期望值，理解这是疾病进展的正常表现，患者并非要故意制造麻烦。照护者不要去责备患者，更不要在患者面前和别人随意讨论他的病情和行为症状，仿佛患者不存在一样，要知道，任何一个不当的举动或言语都可能让患者觉得受伤。

（五）注意安全，防范意外

由于认知功能的下降，痴呆患者对生活中可能构成伤害的不安全因素丧失警觉。很多正常人认为安全的物品或事物，对痴呆患者却存在安全隐患。因此，无论是患者生活在家中还是在养老机构，照护者需采取有效措施，保障患者的安全，防范意外发生。

首先，移走或保管好危险物品，如地面的小块地毯，刀剪等利器，杀虫剂、洁厕灵等消毒物品，这些物品可能导致患者发生意外。

其次，避免患者进行危险操作，如将金属制品放入微波炉，使用煤气炉忘记关火、吃不洁净的食物、使用电热壶或烤箱时烫伤等，居家照护者可以准备一份安全清单，及时发现居家环境中的安全隐患，并与其他照护者做好沟通，确保患者能够安全居家生活。

再次，避免患者单独处于危险环境中，常见的危险环境有：①公路。患者可能会忘记看红绿灯，走入高速路等。②夜晚或阴天。光线不足及线索减少，患者可能会焦虑或走失。③陌生的环境。尤其是不熟悉的户外环境如公共厕所、人多的电梯、拥挤的公共场所等，患者容易感到困惑和惊慌。

最后，要重视药品安全管理。患者一旦被确诊为痴呆，照护者要做好药物管理，将药品放在安全的地方，避免患者误服；协助和监督患者服药，防止患者拒服或漏服药物。

二、痴呆患者病程不同阶段的照护重点

（一）早期阶段照护重点

此阶段痴呆患者的日常生活能力部分受损，需要帮助维持和改善工具性日常生活能力，如处理财务、乘车、做家务、使用家电等。照护原则是尽量保持患者仍保有的能力，在安全原则下尽量维持个人尊严与功能独立性。患者要保持生活规律，注意饮食、营养和清洁卫生，适度运动，积极参与社会活动，保持心情愉悦，尽可能长时间、较大程度地维持独立生活的能力。照护重点是督促患者自己料理生活，不应给予过度的照护。同时，照护者要学习痴呆相关资讯并学习照护技巧，参加照护者支持、学习团体，了解并会利用社会资源。

（二）中期阶段照护重点

此阶段痴呆患者认知功能逐渐减退，日常生活能力降低，照料者需要帮助患者应对生活中的各种障碍。照护重点是陪同患者完成力所能及的任务，协助患者进行简单、有规律的生活自理，培养患者的自信心和安全感，体会参与的乐趣。另外，此阶段患者精神行为症状最为明显，照护者要预防和应对患者的精神行为症状，避免与患者发生不必要的冲突，让照护工作变得顺畅，同时进一步学习自我照护与调控，调节自身情绪与压力。

（三）晚期阶段照护要点

此阶段患者基本丧失了生活自理能力，照护重点是帮助患者维持日常生活功能，关注营养、排泄等基本生理需求，避免吸入性肺炎、压力性损伤、深静脉血栓等并发症。另外，尽管此阶段患者认知功能和身体功能几乎全部丧失，但他们情绪感觉还部分存在，照护者可通过耐心陪伴、小声谈话、握手、抚触、提供音乐等方式，尽量让患者感觉宁静和愉悦，直至生命最后一刻。

三、与痴呆患者建立有效的沟通

沟通是分享信息、思想和情感的过程，包含语言沟通和非语言沟通。有效沟通是良好照护的基础，随着病情的进展，痴呆患者用语言与他人沟通的能力会逐渐衰退，表达他们真实需要的能力也会越来越差。一旦沟通受阻，往往诱发行为问题，增加照护难度。因此，认识痴呆患者的沟通模式并学习

如何有效与他们沟通是照护者所必备的能力之一。

（一）痴呆患者的常见沟通障碍

1. 痴呆患者各个阶段的沟通障碍　痴呆患者的沟通障碍持续存在于病程的各个阶段，且随着疾病进展愈来愈严重。不同阶段的沟通问题如下。

（1）初期：初期痴呆患者对语言辨识出现困难，难以理解复杂语言的意思，会误解别人的意思或抓不住重点；记忆减退，无法进行复杂的沟通对话；有些患者在回忆往事时，常混淆事情发生的时间、地点和情节，张冠李戴；注意力难以集中，经常分神，不理解别人所说事情的来龙去脉。以上情况可能导致照护者或周边的人对患者的表现不理解，患者因周围人的不理解而出现社交退缩。上述沟通障碍有损痴呆患者的尊严，也是患者产生负面情绪与行为的主因之一。

（2）中期：中期痴呆患者尚能用语言表达，有的患者还能说出完整句子，但语言表达缺乏逻辑性，难以理解；出现命名障碍，患者会用其他名词代替，比如将“笔”说成“写字的”；注意力不集中，难以维持同一话题；难以理解并记住复杂或太多步骤的指令；理解能力下降，无法进行独立阅读；有些痴呆患者喜欢表达妄想内容，故事冗长，内容重复。

研究发现，痴呆患者的言语攻击行为，如不断抱怨、要求、重复句子、提问题及尖叫等常见的语言沟通问题，可能是患者感受到与他人之间的互动出现问题或感到孤单时为寻求注意的一种表现。

（3）晚期：此阶段痴呆患者的认知功能和语言能力几乎完全丧失，有的患者终日不语、有的成天不断重复单词、单字或喃喃自语，发出重复声音（如“丫丫”或叫“爸爸、爸爸”）。患者只能用行为与情绪来表达需求，如口渴时可能到处洒水或用喊叫的方式来表达；对周围环境不满或出现攻击行为；想去某个地方时不停徘徊或游走；喜欢某样东西时不停收集物品；乱扔食物表达不想吃或对照护者的不满：想要上厕所时当众脱裤子等。

2. 照护者与痴呆患者的沟通困境　研究发现，“鸡同鸭讲”和“难以入心”是照护者与痴呆患者沟通的两大障碍，“鸡同鸭讲”指的是双方无法进行有效对话，且相互不理解对方说话的内容。“难以入心”指的是照护者无法了解痴呆患者到底需要什么，如无法了解患者语言和行为想要表达的意思，在患者出现精神行为问题时也不知如何安慰。

3. 导致沟通障碍的原因

（1）痴呆患者疾病的影响：①记忆受损，导致患者很难跟得上与别人的谈话思路；②注意力下降，很难专注在谈话上；③思维混乱，引起沟通障碍；④痴呆影响大脑的特定区域，导致患者的语言能力逐渐丧失；⑤疾病导致患者的情绪容易波动，一旦沟通遇到挫折，就容易引发情绪问题，甚至引起更激烈的行为问题（比如发脾气、骂人、打人等）；⑥患者出现身体不适等。

（2）护理人员的因素：①说话时的速度太快，患者听不明白或跟不上；②说的话太复杂，患者难以理解；③说话声音太大，把患者吓到了；④态度不耐烦；⑤和患者较真、纠错；⑥照护不到位或观察不仔细。

（3）环境因素：①所处环境太嘈杂，分散患者注意力，使患者感觉迷糊；②所处环境让患者感到不舒服；③环境因素导致患者出现幻觉或错觉，比如患者看到镜子里的人影，认为是有人行窃，因而大声叫喊。

（二）与痴呆患者沟通的重要原则

1. 耐心聆听，理解感受　当患者希望表达的时候，照护者要做到认真耐心地倾听，关注和理解患者的感受。由于思维混乱，患者有时候描述或认定的事情是不真实或不存在的，照护者要聆听故事背后的情感，而不是事实本身，并对他们表达出来的情感进行回应。

2. 认识其行为背后表达的需求　照护者要保持同理心，尝试用患者的眼睛来看世界，认识其行为背后表达的需求。如患者四处游走，可能是对环境不熟悉，想找出口或逃离环境；或者是记忆力减退，忘记了要去哪里等。

3. 不解释、不纠正、不对抗　照护者需要牢记的是“在痴呆患者的世界里，已经没有对和错”，和患者没有道理可讲，你不可能让他们活在你的世界里，你只能接受他们的想法和样子。不要去解释、纠正和指责患者，不要尝试去改变他们。当患者出现妄想比如患者认为钱被偷了，不要说“没有人偷你的钱包，肯定是你自己乱放了”，而应该顺着患者的话“我们一起找找看”，并与患者一同寻找钱包。当患者走错了房间时，照护者不要直接指责他走错了房间，然后将其拉走，而应该说“××，你刚刚在哪，我一直找你”或者“××，我们一起去吃水果吧”，然后转移注意力将其带离房间。

4. 重视非语言沟通　与痴呆患者沟通交流的时候，患者所理解的 90% 的内容都不是从你嘴里说出来的，而是通过手势和语调，因此，照护者需要特别重视交流方式，传递给患者一种友好亲切的信号。说话时要与患者在同一高度，注视着他的眼睛，语调低平，轻抚患者的肩膀或握着他的手，给患者一个微笑和拥抱等。

（三）与痴呆患者的沟通技巧

1. 评估患者尚存的沟通能力　了解患者尚存多少沟通能力是有效照护的关键，Miller（2008）提出通过评估痴呆患者对他人语言的理解能力和语言表达能力两方面判定患者尚存的沟通能力（表 3–19）。表中前 5 题是评估患者语言理解能力，由难到易，即患者如果可以完成第 1~2 题，表明其理解能力尚佳，如果只能完成第 5 题，说明理解能力较差。后 5 道题评估患者语言表达能力，即患者如果可以完成第 6~7 题，表明其表达能力尚佳，如果只能完成第 10 题，说明表达能力非常有限。

表 3–19　痴呆患者沟通能力的评估

类别	项目
语言理解能力	1. 患者是否了解“对或错”“可以或不可以”等抽象词意义
	2. 患者是否了解您给的两个选项或二选一的指示，如要吃饭或吃粥
	3. 患者是否了解简单的口语指示，如去上厕所
	4. 患者是否了解简单的图标或文字提示，如厕所马桶图，自己房间图
	5. 患者是否了解肢体指示的含义，如用手比画吃饭
语言表达能力	6. 患者能否有逻辑地表达一项事务，如天这么冷，我不想洗浴，会感冒
	7. 患者是否能讲出一个完整的句子，如我想吃饭
	8. 患者是否会使用简单的词句来表达需求，如不要洗浴
	9. 患者是否会使用攻击性语言来表达含义
	10. 患者是否会发出声音或用喃喃自语来表达需求

2. 与痴呆患者沟通的策略

（1）慢（slow）：依照痴呆患者的理解能力，调整说话速度，慢慢地说，避免音调过高，确保他在听你讲话，必要时使用相同的用语或说法不断重复这些话。一次只问一个问题，给患者足够的时间反应，等待他的回音，不要催促他回答。若听不懂患者的意思，要尝试猜测他要表达的是什么，或用选择题让他选出。

（2）简单（simple）：话语简单，一次只说一个意思，句子要短；需要患者进行的动作，要用肯定句呈现，比如让老年痴呆症患者洗浴应说“来，我们去洗浴”而不要说“要洗浴吗？”。指导患者做事时，将复杂步骤分为几个简单步骤，一次只给一个指示，一次只给一个问题。

（3）具体明确（specific）：和痴呆患者沟通时尽量直接说名字，而不要用代词，如他、他、它或他们，因为患者通常不明白你说的是谁，提到名字可以触发他们的记忆。如谈到他孙子是要说“您的孙子 × ×”而不要说“他”；“穿上那件衣服”而不要说“穿上它”。

（4）展示（show）：使用肢体动作或辅助工具来协助沟通，如手势、身体语言或图表。尤其是与重度痴呆老年痴呆症患者沟通时，边说边做动作或使用老年痴呆症患者熟悉的图做辅助都是很有效的方法，比如给患者喂饭时需要患者张口，照护者可一边说“啊”一边自己张大口。

（5）微笑（smile）：痴呆患者口头表达能力虽然会下降，但是他们仍然可以理解面部表情，沟通时要从前面接触，点头、微笑，吸引患者的注意力。

3. 痴呆患者在不同状态下的沟通技巧

（1）欲与痴呆患者聊天时：称呼患者熟悉、喜欢、能让其有反应的名字或称谓，如李老师，张教授等；可运用怀旧来开启谈话，谈论患者熟悉的过去的事物，父母、儿女也是很好的话题。

（2）痴呆患者没有反应时：检查是否环境太嘈杂或身体不适导致患者没有听清；使用同样的语句重复刚刚说的话，必要时加上身体语言；轻抚他的肩膀或握住他的手，吸引他的注意。

（3）痴呆患者出现妄想时：不与患者争辩事实，顺着他的话附和；转移到患者感兴趣的其他话题。

（4）痴呆患者反复询问同一件事时：保持耐心，不要随意打断他的话，不要表现出不耐烦神情；给予简单的回应，如“哦”；找一些简单的事情让他做，转移他的注意力。

（5）痴呆患者情绪低落时：拥抱或握住患者的手，给予支持；及时回应他，如“这件事发生在我身上，我也很难过”；避免“火上浇油”，试着转移话题。

（6）当听不懂痴呆患者的话时：平心静气、耐心倾听，抓住几个关键词，猜测整句话的含义；假装你听懂了，继续交流，简单说一些感叹词如“哦”“嗯”；试着换个话题。

（四）与痴呆患者的沟通禁忌

1. 避免在嘈杂的环境下和患者说话，以免患者分散注意力。

2. 与听力不好的患者沟通时，应靠近患者耳边说话或让其戴上助听器后再说话，不要大声叫嚷，以免吓着患者。

3. 不要将痴呆患者当成小孩子使用太亲昵的儿语，如“小宝贝”，以免损伤患者的自尊。

4. 当患者做了不恰当的事情时，避免批判式的评论或质问患者的过错，这会让患者更加混乱。

5. 不要考验患者的记忆力，如询问“你认识我吗”“你还记得吗”或说“我不是已经告诉你了吗？”以免增加患者的挫败感。

6. 不要纠正患者的错误，不要与患者讲道理、争论甚至争吵，比如患者寻找妈妈时，不要告诉他“你妈妈早就去世了”。

7. 不要当着患者的面与其他人谈论患者，就当患者不存在一样，尤其是谈论患者做得不好的地方，会伤害患者的自尊心。

四、痴呆患者的日常生活照护流程

（一）建立交流

在进行任何日常生活照护前，照护者都必须与痴呆患者进行有效交流，建立友好信任的关系，否则，患者可能不明白照护者是谁，要干什么而不肯配合，甚至引发攻击行为。照护者可采用简单的方法，如向患者微笑问好、简单介绍自己、用患者喜欢的称谓称呼患者、谈论让患者愉快的事情、给患者一件喜欢的物品等，和患者建立友好的关系。在照护过程中，照护者也要与患者持续交流。

（二）评估需求

照护者在执行一项照护任务前，要先了解患者的需求，这种需求可以从已有的照护计划及工作任务中获得，也可以在照护过程中实时观察患者的表现和反应。由于患者的能力和需求并非一成不变，照护者要从患者角度评估他的需求，必要时可以和最为了解患者的家庭照护者或照护团队的其他成员一起评估患者的新需求。

（三）照护与支持

当照护者与患者建立交流，并评估患者需求后，就可以开始为患者提供照护服务了。在执行照护任务时，根据患者的照护需求给予针对性的照护。照护者要把主要的时间和精力放在如何帮助患者发挥剩余的能力上，如果患者的某项能力尚存，照护者只需扮演协助支持者的角色；如果患者原本会做，现在不会，照护者可以先口头提醒，动作示范，必要时才伸出援手，切忌全权代劳。

照护者在执行照护任务时，不仅要为患者提供躯体方面的照护，同时要为患者提供情感上的支持。照护工作要以“人”为导向而不是以“完成任务”为导向，在工作中要及时、恰当回应患者的需要或表达，维持患者的自尊。

照护者的情绪会影响患者的情绪，因此，照护过程中要保持耐心，避免急躁，让患者心情愉快。患者心情愉悦的时候，就能很好地配合完成任务，反之，可能出现抗拒行为，增加照护难度。

（四）效果评价

每位痴呆患者的照护诀窍有其独特性，因此，要对照护任务进行实时评价，无论是成功的、无效的甚至是失败的经验，都能为改善照护质量提供依据。

照护者需要写下照护记录，不仅记录照护任务是否完成，还需记录患者在接受任务时的反应和表现，评价照护方法的有效性。经过一段时间的观察、实践和记录，照护者越来越熟悉自己所照护的患者，并开发出适合患者的独特有效的照护方法。

（五）团队分享

无论是居家照护还是机构照护，都是有一个团队互相配合在为患者提供照护服务，照护者需要和团队成员包括家庭成员一同分享患者的照护经验。这种分享包括口头交流、记录传阅、制订和修订照护计划等。团队分享可以帮助整个团队在照护患者时采取一致且有效的方法，提高照护质量和效率。

五、痴呆患者常见日常生活障碍照护

（一）饮食

饮食和营养息息相关，一旦饮食出现问题，容易导致身体虚弱，增加跌倒、感染及其他身体伤害的危险，同时可能激发痴呆患者的精神行为症状，因此，在日常生活照护中，照护者必须加强患者的饮食和营养管理。

1. 痴呆患者常见饮食行为转变（表 3–20）

表 3–20　痴呆患者常见饮食行为改变

早期	中期	晚期
1. 忘记吃饭的时间 2. 忘记已经吃过饭了，吃了还想吃 3. 饮食行为不自觉。不会分辨自己还是他人的食物，不会分辨可食用和不可使用的食物，导致乱翻食物吃或吃不洁食物 4. 食欲减退，不想吃东西	1. 早期表现均有可能在中期发生 2. 无法识别食物和餐具，无法正常使用餐具 3. 无法正确表达饥渴 4. 拒绝进食。表现为不听从照护者指令进食，拒绝食物，牙关紧闭，用手拨开食物，乱吐食物、将食物涂抹于身上等 5. 某些患者出现吞咽困难，常见于血管性老年痴呆症患者	1. 失去自我进食的能力 2. 拒绝进食，食物含在嘴里久久不咽下 3. 吞咽困难，容易噎食和误吸

2. 照护目标

（1）为痴呆患者提供适当的食物和水分，保持营养健康，避免营养不良、噎食、误吸等并发症。

（2）将进食变成患者感到愉悦和享受的活动，提高患者的生活品质。

3. 照护方法（表 3–21）

（1）早期阶段饮食照护

①为患者选购食物和准备饭菜：绝大部分早期痴呆患者是居家生活，这个阶段患者在吃饭技能方面一般不会存在困难，但由于认知能力的下降，他们很难独立安排食谱、买菜和做饭。照护者要定期去菜市场或超市，为患者采购患者喜欢且有助于健康的食物，采购时可邀请患者同行，既可以让患者参与日常生活事务，也方便患者选择喜欢的食物。照护者还要承担为患者准备饭菜的任务，某些社区提供的送餐上门服务，也可作为一种选择。

②确保食物安全：由于患者的判断能力下降，照护者要经常检查家里的食物是否过期或变质，定期检查冰箱，丢弃过期或不新鲜的食物，以免患者误食；不要将食物全部摆在患者方便拿到的地方，以免患者吃得过多。

③为患者提供优质和充足的营养：照护者要充当营养师的角色，对患者的营养状况及进食喜好进行评估，制订饮食和营养计划。尽量提供患者爱吃的食物，原则上患者应多摄取蔬菜水果，以全谷类为主食，肉类以鱼类为主，减少饱和脂肪酸的摄取，选用富含不饱和脂肪酸的油脂，如橄榄油、苦茶油等，并减少饱和脂肪酸油脂如猪油、牛油、椰子油等的摄取。

（2）中期阶段饮食照护

①营造良好的就餐环境：无论在家中还是养老机构，尽量让患者在固定时间、地点和同一餐桌位置进餐；确保患者使用的餐椅安全结实稳固，有扶手；用餐环境应舒适，光线充足；环境安静，远离令患者分心的事务及人物如电视节目和闲杂人员的来回走动；餐桌布置简单，尽量使用单一色调、无图案的餐具或餐垫，以免患者分心；建议将盘子、碗与颜色反差强烈的桌子搭配使用，帮助患者区分餐具及桌子。

②注意食物的选择：准备痴呆患者喜爱的食物，根据其喜爱的方式及口味进行烹调；选择适合咀嚼及吞咽的食物，必要时将食物切成小块煮到软烂；食物温度要适宜，不要太凉或太烫；可额外准备一种蛋白质或蔬菜，以备患者不愿意吃已安排好的食物；如果患者进食量偏少，可以给患者准备一些健康的零食如水果或酸奶等，避免给患者进食高糖、高盐、高脂肪的食物，避免给患者进食咖啡、茶、巧克力等刺激性食物；保证每天充足的水分摄入，包括温开水、豆浆、牛奶、菜汤等；不要给患者吃坚果、整个鸡蛋、含有骨头等食物，避免患者噎食或被骨刺卡住。

③根据痴呆患者身体状况给予提醒和引导：痴呆患者由于脑部功能退化，语言表达功能障碍，无法清楚表达和解释个人饮食喜好，出现进食缓慢甚至拒食行为，需要口头提醒及给予进食引导。口头提醒时使用简单易懂的词，每次用相同的话语重复指示，如“嘴张开，吃一口”，注意不要用命令的语气。如果患者不想吃，照护者可分散其注意力，休息一下或进行其他活动，活动结束后再回来进食。照护者要保持耐心，给予患者充足的进食时间，一顿饭可能要超过一个小时，避免催促其进食速度。

④鼓励患者最大限度发挥自己的能力：尝试用手抓食物，手抓食物（图3-5）就是准备好的可以用手直接抓着吃的食物。为痴呆患者准备的手指食物，大小以可以用手指捏起、一口吃掉为宜，比如软烂的胡萝卜条、小朵西蓝花、切成条状或块状的土豆、红薯或南瓜，各类发面类食物如花卷、馒头等。

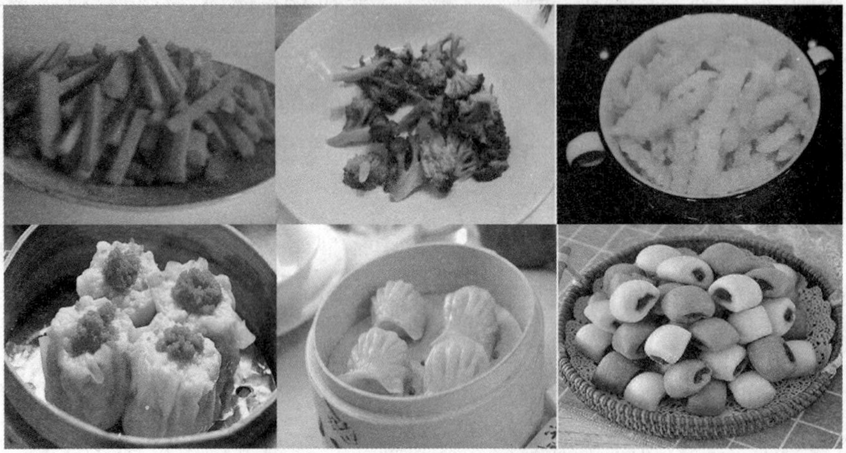

图3-5　手抓食物（参考，图片来自网络）

按照饮食习惯，提供合适的餐具，如用碗装食物，用勺子取食，避免使用盘子装食物，用叉子取食。

将碗和盘子放置在防滑桌垫或桌布上，避免滑动。

耐心指导协助痴呆患者自己用手或餐具进食，可将餐具放在患者的手中，照护者的手放在旁边，协助患者将餐具移至嘴边，并说“张开嘴，咬一口”。

⑤把就餐变成一件令人愉悦的活动：进餐是一种社交活动，照护者可以邀请患者帮忙布置餐桌；居家照护中，建议照护者陪同患者一同进餐，即使照护者自己不吃饭，也可以准备一杯茶，和患者坐在一起进餐；在养老机构中，可安排患者和其他关系要好的邻居一同进餐，照护者可在一旁给予提示、协助和鼓励；照护者还可以安排茶点时间，补充摄入水分和营养，让患者和其他患者、照护者进行愉快的交流，并把就餐变成一件令人愉悦的活动。

⑥注意进食过程安全：评估患者咀嚼、吞咽状况，对有咀嚼、吞咽困难的患者，调整食物质地或形态，建议使用软质饮食，将食物切成小块并煮软或将食物处理打碎后加入增稠剂变成泥状，利于吞咽；对于咀嚼问题，试着轻轻按压嘴唇或下颌的下方，提示患者咀嚼，同时做动作示范咀嚼；对于吞

咽问题，每次只给一口的量，提醒患者吞咽，必要时轻轻抚摸患者的喉咙，检查口腔中食物是否已被吞咽；另外，照顾者要掌握食物窒息的急救操作，如果出现窒息问题，立即进行急救，并带老人看医生。

（3）晚期阶段饮食照护：在疾病晚期，吞咽困难是痴呆患者最常发生的饮食问题，容易导致噎食和误吸；有些患者失去自主进食的能力，需要靠照护者给老年痴呆症患者喂食；患者可能有一天开始拒食拒饮，要通过人为方案如管饲喂养或人工补液提供营养和液体。由于无法顺利进食，患者会出现营养不良、脱水、电解质失衡，容易感染等一系列身体问题，晚期痴呆患者饮食照护参见痴呆患者的姑息照护章节。

表 3–21　常见饮食障碍的原因及照护方式

常见问题	可能原因	建议照护方式
吃完还吃	忘记已经吃过东西，饥饿与饱足感异常	1. 提醒患者肚子是饱的，转移注意力 2. 给患者吃一些饱腹感的食物如苹果等 3. 准备一些不用另外烹煮的食物如水果、少量饼干等供患者食用 4. 采取少食多餐的方式
拒绝吃东西	便秘腹胀	1. 摄取足够的水分及纤维素 2. 请医生开可以帮助排便和减轻腹胀的药物 3. 鼓励患者进行力所能及的活动
	口腔问题	注意口腔清洁，避免感染
	情绪不佳、抑郁	1. 营造愉快的用餐环境，比如让他听喜欢的歌或音乐 2. 给患者准备爱吃的东西 3. 进餐规律，尽量安排在同时间、同位置进餐 4. 带抑郁情绪患者去专业结构看病
	肚子不饿	1. 提醒患者该吃东西，激发患者吃东西的意愿 2. 给患者准备爱吃的东西 3. 少食多餐
	食物不适口	1. 给患者准备爱吃的东西 2. 注意食物温度，避免过烫或过凉 3. 根据患者的咀嚼能力，提供软硬适度的食物
	不会使用餐具	1. 准备易持握的餐具 2. 将食物切小块方便患者抓取 3. 必要时喂食

（续表）

常见问题	可能原因	建议照护方式
吞咽困难，容易噎呛	常见于血管性痴呆，也可见各类痴呆末期	1. 评估吞咽困难程度 2. 注意患者坐姿，进食时让患者坐直，下颌稍向前倾 3. 一口量进食，吃完一口再吃下一口 4. 患者拒绝进食时，不要强行喂食 5. 避免增加窒息危险的食物如果仁、爆米花等，不要给患者准备固体和液体混合的食物如肉汤等 6. 将食物切成小块并煮软或将食物打碎处理后加入增稠剂变成泥状，利于吞咽
食物含在口中，久久不咽下	见各类痴呆末期	1. 言语提醒，轻触患者嘴角提醒咀嚼、吞咽 2. 超过5分钟未咽下，将食物从口腔中挖出，待其想进食时再进食

（二）排泄

人体最主要的排泄途径是消化道和泌尿道，即排便和排尿。随着疾病的进展，许多老年痴呆症患者会出现尿便障碍，给照护者带来很大挑战。

1. 痴呆患者常见排泄障碍

（1）因定向力、判断力下降，或存在视空间障碍，患者常找不到卫生间或马桶，情急之下随便找地方解决或将大小便解在裤子里。

（2）尿失禁。是指不能控制膀胱，导致尿液不自主经尿道漏出的现象，失禁程度从小量尿液渗出到完全失禁。

（3）大便失禁。是指粪便及气体不能随意控制，不自主地流出肛门外的现象，失禁程度可以从少量大便到完全污染衣裤。

（4）便秘。主要是指排便次数减少、粪便量减少、粪便干结、排便费力等。

（5）玩弄排泄物。将排泄物涂抹到其他地方如衣服、被褥、墙壁等。

（6）其他排泄障碍如腹泻、尿潴留、肠胀气等。

2. 照护目标

（1）科学设计如厕环境，让患者更容易找到卫生间和马桶。

（2）帮助患者建立如厕规律，减少便失禁和便秘的出现。

（3）最大程度鼓励患者的独立性，并提供必要的协助。

（4）遵循“以人为本”的照护理念，维护患者隐私和尊严，提升生活质量。

3. 照护方法

（1）让患者能够轻松地找到厕所

①厕所外有明显的文字或图片标识，让患者容易找到。

②通往厕所的通道应通畅，让患者容易到达。

③厕所门与其他房间门不一样，并保持门敞开，让患者直接看到马桶，知道这是卫生间。

④卫生间保持充足照明，方便患者如厕。

⑤平时把马桶盖打开，方便患者使用。

⑥挪走房间摆放的废纸篓、垃圾桶、花盆等物品，以防患者误认为是马桶。

⑦马桶桶座高度合适，患者坐在马桶上时，双脚可以放在地上，周围有扶手，方便患者坐下或站起。

⑧卧室放一个便携式马桶或尿壶 / 便盆，以免患者夜间急需时使用。

（2）帮助患者养成如厕习惯

①照护者要了解患者的既往排泄习惯，记录患者日常如厕时间和频次，评估患者排泄习惯，帮助患者保持这种习惯。

②制订一个如厕时间表，定时带患者上厕所。如厕时间表应包括但不限于以下内容，详见表 3–22。

表 3–22　痴呆患者如厕时间表（仅供参考）

时间	如厕安排
早晨起床后	带患者上卫生间
喝水后 1 小时左右	询问患者是否想小便
吃饭前	带患者上卫生间
吃饭后 1~2 小时	询问患者是否想去卫生间
晚上睡觉前	去一次卫生间
其他	1. 白天时段，每 2 小时带患者上一次卫生间 2. 晚上睡前 2 小时控制患者饮水

③将患者容易出现大小便问题以及患者特定排泄表达方式记录下来，评估其与患者吃饭喝水的间隔，发现其中规律，及时修订如厕时间表内容，并提前引导患者如厕。

（3）给予患者善意的提醒和支持

①鼓励患者表达去卫生间的需求。告诉患者："如果想上厕所就告诉我，我扶您过去。"

②留意患者需要尿便的非语言暗示。例如揉搓自己的裤子、坐立不安、来回走动、来回踱步、在椅子上扭动、突然沉默或躲在家具后面等，这些线索可能表示患者想要上厕所。

③细心发现表示患者想上厕所的"专用"词汇。患者可能会使用和厕所完全无关的词汇，如"我找不到灯"表达想上厕所。

④给患者容易穿脱的裤子。比如松紧带的裤子而不是拉链裤子。

⑤保持耐心，给予患者足够的如厕时间排空尿便。必要时照护者要帮助患者擦拭和清洁。

⑥患者用过厕所后，需要检查厕所，查看患者是否已经大小便，并帮助他冲洗马桶，把厕所打扫干净。

⑦一旦发现患者已经直接在裤子中排泄，如房间出现异味、衣物被弄脏等，照护者要及时帮助患者进行清洁，并换上干净的衣裤。

⑧外出时可选择一次性尿垫，既能吸收失禁尿便，保护衣物且容易更换，也能在一定程度上维护患者的尊严。

（4）尊重患者隐私，维护患者自尊：上厕所是一件私密的事情，照护者在协助患者大小便时，要尊重患者隐私，维护其自尊。比如：在患者上卫生间时，关闭卫生间门；需要在房间使用便桶的时候，请房间其他人离开；对于合住的患者，在患者使用便桶或清洁擦洗患者私处的时候，要用屏风或拉帘遮挡；对于患者没有及时上卫生间而弄脏了身体和衣物，或随地大小便，照护者也不要责备患者，患者也不愿意发生这样的事情。

（5）失禁患者尿便管理（表3-23）

①了解尿便失禁的原因并予以针对性处理：尿便失禁主要包括医疗原因和非医疗原因，引起尿失禁的医疗原因有：尿路感染、严重便秘挤压膀胱、男性前列腺问题、女性生育导致的膀胱无力，某些疾病如糖尿病、脑卒中、

脊髓病导致尿失禁。某些疾病如脑卒中、脊髓病以及任何引起腹泻的医疗原因均可能导致大便失禁，以上医疗原因通过治疗可能会有所改善。一些药物催眠药和抗焦虑药物可能会使膀胱肌肉松弛导致尿便失禁，如果怀疑这种情况，应及时向药剂师或医师咨询。

非医疗性原因包括身体不再对便意有感知，不会常规使用厕所等，常见于晚期痴呆患者。照护者仍需要采取有效的方法，帮助患者及时如厕、保持清洁，尽可能减少尿失禁的发生。这样既可以让患者更舒适，维持患者的尊严，减少尿路感染，皮肤问题发生，也能减轻照护者负担。

②帮助尚有移动能力的失禁患者如厕：某些晚期痴呆患者还保有一定的身体移动能力，能够在照护者协助下利用拐杖、助行器、轮椅进行身体的移动，照护者要帮助患者保持去卫生间大小便的习惯，而不仅仅是依赖一次性内裤。可采取以下方法帮助患者如厕。

制订个性化的如厕时间表，注明患者容易失禁的时间，密切观察患者有无尿意或便意的迹象，及时引导陪同患者如厕。

在陪护的过程中，根据每位患者不同需求及时予以帮助，完成上卫生间所需的步骤，包括：协助患者去卫生间，协助患者脱下裤子并坐到便器上，协助患者擦拭清洁，协助患者穿上裤子，协助患者离开卫生间等。

在照护患者如厕过程中，照护者要保持和患者的有效沟通，每次协助前要温和告知，动作轻柔，并及时鼓励和赞美患者，让患者感到被尊重。

观察患者尿便是否正常，并做好记录。

③卧床痴呆患者的尿便管理：痴呆的终末期，大部分患者都会丧失移动能力，大部分时间都只能倚靠在躺椅或床上，患者的大小便均在床上解决。此时，照护者可采取以下方法帮助患者管理老年痴呆症患者大小便。a. 使用防水床罩保护床垫，防水床罩不要直接接触患者皮肤，以免引起皮肤问题。b. 使用柔软透气性好的尿布垫或一次性尿布铺在患者臀下，一经污染及时更换。c. 在合适的时间如患者精神较好的时候或对照护者的言语及肢体接触有反应时帮助患者在床上采用仰卧位或侧卧位使用便盆或尿壶大小便，或协助患者移到坐便椅上如厕。d. 保持会阴部皮肤清洁和干燥，一旦发现尿便污染，使用柔软卫生纸擦净后再用温水清洗局部皮肤，用柔软毛巾擦干。如果有需要，特别是在大便失禁后，可以使用护肤乳。注意皮肤的变化，如果出现皮

肤发红、出疹或水疱的情况，经过仔细清洁、使用医用性乳膏后皮肤还不能愈合，及时寻求专业的医护帮助。

（6）改善患者便秘：督促患者摄入充足水分；多为患者提供清淡易消化富含纤维素的食物如南瓜、萝卜、红薯等；注意食物的配比；食物烹饪方法以蒸煮为主，避免使用煎炸等方法；病情允许情况下，帮助患者制订活动计划，进行散步、做操等舒缓运动。当以上方法都不能改善患者便秘时，需要根据医嘱使用缓泻剂治疗。

表 3-23　常见排泄障碍的原因及照护方式

常见问题	可能原因	建议照护方式
1. 将大小便直接排在裤子上 2. 随地大小便	找不到厕所	1. 鲜明图片标明厕所位置 2. 马桶周边颜色鲜明 3. 晚间限制饮水量，在床旁准备坐便椅或厕所开灯，方便患者半夜如厕
	不知道应到厕所解决大小便	1. 定时带患者上厕所（白天 1~2 小时 / 次） 2. 预测患者的需要 3. 观察患者便意讯号（如拉裤子）
	来不及或不会脱裤子	选择容易穿脱的裤子
	不知道如何表达需要	观察患者便意讯号（如拉裤子）
	有尿便感时不知如何反应	1. 定时带患者上厕所（白天 1~2 小时 / 次） 2. 预测患者的需要
尿便失禁	失去对尿便反应能力	1. 定时带患者上厕所（白天 1~2 小时 / 次） 2. 预测患者的需要
	无法控制大小便	1. 定时带患者上厕所（白天 1~2 小时 / 次） 2. 使用防水床垫及一次性内裤
	其他疾病影响	1. 寻求专业医生帮助，进行治疗改善 2. 定时带患者上厕所（白天 1~2 小时 / 次） 3. 使用防水床垫及一次性内裤
	药物副作用	寻求药师或专业医师的帮助，调整药物

（续表）

常见问题	可能原因	建议照护方式
1. 玩弄排泄物 2. 将排泄物涂抹在其他地方如墙壁、被褥等	1. 不知如何善后 2. 对排泄物好奇 3. 因羞耻感将排泄物藏起来	1. 不要责骂、羞辱患者，维护患者自尊 2. 及时清理 3. 清理完毕后转移患者注意力，让患者做其他事情
便秘	1. 活动量少 2. 饮食问题 3. 药物副作用	1. 身体允许的话，制订活动计划，进行散步等舒缓运动 2. 摄取足够的水分和纤维素 3. 咨询药师或专业医师，调整药物，必要时使用缓泻药物 4. 记录排便排泄情况
其他排泄障碍如肠胀气、腹泻、尿潴留等	1. 活动量少 2. 饮食问题 3. 药物副作用 4. 其他疾病影响	1. 身体允许的话，制订活动计划，进行散步等舒缓运动 2. 摄取足够的水分和纤维素，饮食规律，避免暴饮暴食及摄入不洁食物 3. 治疗其他疾病 4. 咨询药师或专业医师，调整药物 5. 记录排便排泄情况，按照医嘱处理尿潴留及腹泻等

（三）穿衣

1. 痴呆患者常见穿衣问题

（1）衣服选择与气候、场合不符等。如在冬天穿轻薄衣物外出，在夏天穿棉毛衫等。

（2）不知按顺序穿衣服。如有些患者还没有穿内衣，就把外套穿上了。

（3）无法穿整齐或穿衣困难。如扣错衣服扣子、难以把胳膊套入袖子等。

（4）只肯穿某件衣服，拒绝换衣服。

2. 照护目标

（1）协助患者穿上合适的衣服，保持外表整洁。

（2）根据患者穿衣能力缺损的程度，提供相应支持和帮助，最大限度提高患者独立性和自我照护能力。

3. 照护方法（表 3–24）

（1）环境支持

①及时整理衣柜，保证有适量干净的衣物供患者挑选。收起或扔掉过季或很少穿的衣服，既可避免患者因选择过多带来焦虑和迷糊，又能维持患者的自尊。

②在衣柜或抽屉上粘贴图片或文字标识，方便患者找到衣服。

③为患者准备合适的衣物，如容易穿脱的运动服、有松紧带的裤子等，收起扣子小、有蕾丝边或拉链的衣服。

④患者喜欢的衣服多买几件，颜色和图案可以不一样，保障患者每天都有干净的衣服可穿。

⑤将衣服整套挂在一起，比如把裤子与衬衫放在一起，还可以用小塑料带将干净的内衣、袜子分别装起来并挂在一起，避免患者挑选衣服出现困难。

⑥选择尺寸合适、支撑面大、防滑的鞋子，扔掉尺码过大、人字拖鞋等容易跌倒的鞋子。

（2）尊重患者，维持患者自尊

①尊重患者一贯的着装风格。

②允许患者自己选择自己的穿着。可以在床上摆 2~3 套衣服让他（她）们自己挑选，注意简化患者对衣物的选择，避免给患者带来焦虑。

③在患者穿衣服的时候，照护者要秉持耐心、体贴和鼓励的态度，并与患者保持愉快的交流，如赞美患者穿上衣服后看起来很精神、很漂亮、很帅气。

（3）根据患者的穿衣能力缺损程度，给予适当的提醒和协助

①如果患者不知道穿衣顺序，照护者可将叠好的衣服按穿着的顺序放在床上，如内衣放在最上面，下面放裤子和衬衫，最下面放马甲或外套。或者按照穿衣顺序，每次只递给患者 1 套衣服，并给予明确的口头指导。

②如果患者还有能力自己穿衣服，只是动作较缓慢，照护者要保持耐心，给患者足够的时间，让患者独立完成穿衣任务，必要时给予口头提示、鼓励和动作示范。

③如果患者手臂活动不便，照护者协助患者穿衣，并鼓励患者尽可能参与，如自己将胳膊放进袖子中，或自己扣扣子。

④如果患者不能按照天气适当着装，秋冬季时，把外套、帽子、围巾放

在容易看见的地方提醒患者。

⑤如果患者很喜欢某件衣服，总是要求反复穿着，甚至拒绝替换，照护者可以为患者多置办一两件相同或相似的衣服，这样既可以及时换洗，又能保证患者仍然可以穿着他们喜欢的衣服。

⑥如果患者衣服脏了或有异味，仍不愿意替换，可以等患者睡着后拿衣服去洗，这样既避免患者焦虑，又能避免第二天闹着不换衣服。

⑦如果患者拒绝穿衣服，照护者可先停下来，尝试找到患者不肯穿衣服的原因，如果是身体不适如手臂疼痛等，因寻求专业帮助；如果是患者太累，可稍后再做尝试，不要强迫患者马上穿衣。

表 3-24　常见穿衣障碍的原因及照护方式

常见问题	可能原因	建议照护方式
穿错衣服	不知道穿衣顺序	患者若可以自己穿，帮他按照穿衣顺序将衣服排好
衣服不适合气候、场合	不知如何选择	1. 给予简单的选择，如二选一 2. 及时收起过季的衣服 3. 将当季的衣物如大衣、帽子、围巾等放在醒目位置 4. 注意天气变化，帮助患者增减衣物
无法穿整齐	1. 动作不灵活 2. 不知如何扣纽扣或拉链	1. 将衣服简单化，松紧带、粘贴式、少纽扣，方便穿脱 2. 给予患者足够的时间，必要时给予口头指导、鼓励和动作示范
拒绝换衣服	1. 只喜欢穿某些衣服 2. 不知衣服已脏	1. 患者喜欢穿的衣服，同样式、花色多准备几套 2. 患者入睡后将脏衣服收走，替换上干净的衣服
拒绝穿衣服	1. 身体不适； 2. 休息不够	1. 评估拒绝穿衣的原因 2. 如患者身体不适，寻求专业医师帮助 3. 如患者休息不够，可稍后再做尝试 4. 避免强行让患者穿衣

（四）洗浴

1. 痴呆患者常见洗浴问题

（1）拒绝洗浴。

（2）洗不干净。

（3）洗浴时间过长。

2. 照护目标

（1）让患者在舒适、安全、愉悦的氛围内洗浴。

（2）尊重患者的喜好，采取灵活变通的方式，保持患者的清洁。

3. 照护方法（表3-25）

（1）选择一个合适的时间洗浴。尽量遵循患者以往的生活习惯，固定洗浴时间及方式，并保持灵活与弹性。提前告诉患者该去洗浴了。

（2）营造一个舒适安全愉快的洗浴环境。

①合适的室温和水温。保持室温在22~26℃，水温40~45℃。

②注意浴室地面防滑，无积水，墙上安装扶手，必要时使用沐浴椅，方便患者坐着洗浴。

③帮患者准备他喜欢的物品如好闻的香皂、鸭子等，或播放喜爱的音乐。

④注意不要把清洁物品如香皂、沐浴露放在患者可以拿取的地方，以免患者误服。

⑤提前准备洗浴用到的物品，如毛巾、浴巾及洗浴后要换洗得干净衣物，在准备洗浴后要换洗得干净衣物时，可让患者参与进来，选择自己喜欢的衣物。

（3）洗浴时给予帮助和支持：简化洗浴步骤，引导患者参与洗浴。在进行洗浴的每个步骤中，照护者要通过提前告知，征求意见，引导参与等方式让患者感受一切尽在掌握之中。步骤如下。①现在咱们开始脱衣服了；②现在我要打开水龙头了；③让我们来感觉一下水是不是太热；④现在您扶助把手，咱们先把一只脚放到水里；⑤现在把另一只脚放到水里；⑥现在我们坐下来，放松些；⑦我要用香皂帮您洗浴了；⑧现在我要给您洗头了；⑨现在我们要起来了。

（4）洗浴过程中注意事项：①洗浴前，让患者先适应一下洗浴水，如感受淋浴喷水或把手放到浴缸中，帮助患者减少焦虑；②让患者手中握一些东西如毛巾或浴绵会让他感到安全和放松；③患者皮肤比较敏感，避免用力搓洗，建议先洗身体、脚、胳膊，再洗敏感区域如脸部、头部及私处；④淋浴时照护者要手持花洒帮助患者洗浴，以免固定花洒把水喷到患者眼睛、鼻子或耳朵使患者感到不适；⑤洗头时，避免把水和洗发液弄到患者脸、眼睛及耳朵上；⑥洗浴完后，检查身体，确保每一部分都清洗干净，无残余浴液或香皂泡沫，尤其是头部、臀部、腋下、脚部、手部及膝盖窝处皮肤及皱褶处；⑦洗浴过程中，照护者要保持耐心，让患者参与到洗浴过程中，鼓励和赞美患者的努力与配合，不责备，不催促；⑧洗浴过程中要注意安全，照护者要一直在旁陪伴，防止患者发生跌倒等意外；⑨洗浴时间不可过长，以免患者着凉或出现眩晕等不适；⑩如果患者在洗浴过程中出现抵触，可以过一会儿再试试，不要强迫患者洗浴，必要时采用擦浴代替洗浴。

（5）洗浴后照护事项：①仔细为患者擦干身体，特别注意皮肤皱褶处，手指和脚趾间的皮肤，擦拭的时候要轻柔；②必要时使用润肤露擦拭皮肤，避免皮肤干燥导致瘙痒；③检查患者皮肤有无问题如干燥、过敏、皮肤损伤等，一旦发现及时对症处理，必要时寻求专业帮助；④协助患者穿上干净衣物；⑤顺利完成整个洗浴任务后，照护者要赞美患者的表现，给他（她）一些喜欢的零食（如饼干、牛奶或水果）或给患者涂抹一些有香味的护手霜，让患者强化积极的记忆，将洗浴当成是一项愉悦的活动。

（6）尊重和保护患者隐私：①最好由同性别照护者陪护和协助患者洗浴；②患者可以自行洗浴时，照顾者不要盯着他看，可以做其他事情如清洁浴室或假装在找东西，需要协助洗浴时，照护者尽量选择患者侧面或侧后方位置帮助患者洗浴、擦拭和穿衣；③洗浴后，照护者可先用大浴巾包裹住患者身体，既可保护患者隐私，又能避免患者着凉；④洗浴时关闭浴室门，房间擦浴时拉屏风或拉帘进行遮挡，保护患者的隐私；⑤更换照护者时，先由熟悉的人陪伴，直到患者能轻松面对新照护者。

表 3–25　常见洗浴障碍的原因及照护方式

常见问题	可能原因	建议照护方式
拒绝洗浴	不了解洗浴的意思、目的和方法	1. 依照患者过去的洗浴习惯进行如固定的洗浴时间和方式 2. 给一个洗浴的理由，如“有朋友来看你” 3. 保持规律，如“今天时周末，我们周末要洗浴” 4. 根据情况弹性调整洗浴方式：可坐着洗、站着洗、浴室洗、房间擦澡、分段洗（厕所洗下半身，床上擦拭上半身）等 5. 完成洗浴时及时给予患者鼓励，如称赞皮肤好、很帅等

（续表）

常见问题	可能原因	建议照护方式
拒绝洗浴	心情不好不想洗	1. 现在患者心情好的时候或做合适的时候如阳光充足，天气温暖等让他（她）洗浴 2. 洗浴时帮他准备喜欢的物品如香皂、鸭子等；或播放喜欢的音乐 3. 用条件交换，如患者喜欢出门，可答应洗完后带她出去走走 4. 以上措施无效时不强迫洗浴，转移注意力，过一会儿再试
	对浴室环境及摆设感到恐惧或有不好回忆如曾在浴室跌倒等	1. 营造安全的环境如地面防滑，墙上安装扶手等 2. 遮挡镜子，浴室光线明亮，减少错觉产生 3. 洗浴时照护者全程陪同 4. 以上措施无效时，更换皮肤清洁方式，使用擦浴等
	浴室室温及水温过高或过低	营造舒适的洗浴环境，室温及水温合适
	不愿意有人帮忙，觉得侵犯隐私	1. 给患者简单选择机会，如先洗脸或先洗背，先穿裤子或上衣等，让他（她）觉得有主动权 2. 选择同性别照护者陪护和协助患者洗浴 3. 洗浴或擦浴时关门或屏风遮挡，保护患者隐私 4. 重视患者隐私与舒适，协助时动作轻柔，或在背后帮忙减少尴尬 5. 更换照护者时，先由熟悉的人陪伴，直到患者能轻松面对新照护者
洗不干净	洗完觉得皮肤痒，不舒服	1. 避免水温过高 2. 减少肥皂使用以免皮肤干燥 3. 洗浴后涂润肤乳
	动作不灵活，时间不够	洗浴过程中，照护者要保持耐心，不责备，不催促
洗浴时间太长	不知道洗浴顺序	1. 照护者温和引导，并适时帮助 2. 多鼓励，少责备，少催促
	顾着玩或被浴室其他物品吸引	照护者温和引导，并适时帮助

（五）梳洗及口腔保健

1. 痴呆患者常见梳洗及口腔保健问题　梳洗能力包括梳头、口腔和牙齿护理、剃须、剪指甲等能力。痴呆患者随着病情进展，各项梳洗能力均有不同程度的下降，需要照护者指导或协助，尤其是口腔和牙齿护理，因为口腔与牙齿的健康与否，直接关系患者饮食、消化和摄入营养能力。患者常见的口腔保健问题包括忘记刷牙、不知道如何刷牙或拒绝刷牙，出现口腔疾病等。

2. 照护目标

（1）根据患者梳洗能力的缺失程度，给予相应的帮助和支持，最大限度维持患者的自理能力。

（2）确保患者口腔卫生，降低因口腔问题导致进食能力下降、营养不良和感染的风险。

（3）及时发现患者口腔疾患，减少因口腔不适引起的精神行为症状或抗拒护理行为。

3. 照护方法（表3-26）

（1）选择一个合适的时间梳洗。尽量遵循患者以往的生活习惯，固定梳洗时间，尤其是固定的口腔护理方式，并保持灵活与弹性，提前告知老年痴呆症患者应该进行梳洗了。

（2）评估患者梳洗能力的能力和需求，鼓励并指导患者完成梳头、剃须、剪指甲等清洁过程。进行梳洗过程中，照护者要保持耐心，告诉患者梳洗步骤，语气缓慢、尊重。如果患者已不能完成梳头、剃须、剪指甲等事情，在尊重患者的前提下，给患者留易于打理的短发，可以预约提供上门服务的理发师为患者理发；在患者心情较好、较为安静的时间帮助患者剃须、剪指甲；为保障患者安全，使用电动剃须器剃须，剃须刀、指甲剪用后要放在患者接触不到的地方。

（3）刷牙时给予帮助和支持：①提前告诉患者该到刷牙的时间了，让患者有时间准备。②引导患者到刷牙的地点。尚有行动能力的患者可去卫生间刷牙，行动不便的患者可坐在椅子或床上进行口腔护理。刷牙时间地点尽量固定。③选择合适的牙刷用具，推荐使用软毛牙刷，避免患者用力不当损伤牙龈；使用患者喜欢的口味、含有氟化物的牙膏，牙膏中分氟化物如果残留在牙齿上，依然会起到清洁作用。④将刷牙分解成多个简单步骤，依顺序给予简单的口头提示，如“您先拿起牙刷”“把牙膏挤到牙刷上”“把牙刷放进您的嘴里”“开始刷牙吧”。如果必要，可以给患者做示范，让患者模仿自己刷牙，或将手放在患者的手上，指导刷牙；⑤注意牙龈、舌头及上颚部的清洁。⑥如果患者抵触刷牙，不要强行，可过一会再试。也可使用小块纱布浸泡在漱口液中擦洗口腔，可使用小量吞咽也安全的漱口液给患者漱口，如果患者出现吞咽困难或呛咳，不能再让患者漱口，避免发生误吸。

（4）处理义齿：①保持义齿清洁。对于可拆卸义齿，照护者要提醒或帮助患者在进食后清洁义齿，晚上睡觉前将义齿摘下来清洁后放入清水浸泡，以免整夜佩戴义齿容易导致感染。②定期检查义齿。如果发现患者戴义齿出现不适或其他问题如体重明显下降等，要定期带患者到牙科检查义齿。如果患者戴全套义齿，要定期到专业机构检查和清洗义齿。

（5）及时发现和处理口腔问题：①痴呆患者语言表达能力下降，即使出现口腔问题，也无法用语言清楚表达不适。如果患者出现抗拒刷牙、进食或在刷牙、进食时出现痛苦表情、将手伸入口腔中等表现，照护者要首先检查患者是否有口腔问题如牙龈肿胀、出现红色斑或白色斑，并及时带患者到专业机构进行检查。②减少或避免患者食用高糖饮料和食物。③观察患者有无口干的症状，如出现口腔异味、嘴唇干裂或经常喝水等，如果有以上情况，将这些问题告诉牙医，采取措施保持口腔润滑。④建议定期带患者到专业机构进行口腔检查和护理。

表 3-26　常见口腔问题的原因及照护方式

常见问题	可能原因	建议照护方式
忘记刷牙	不知道需要刷牙	1. 提前告诉患者刷牙时间到了 2. 将患者带到刷牙地点
	不知道如何刷牙	1. 将刷牙分解成多个简单步骤，依顺序给予口头提示 2. 给患者做示范，让患者模范刷牙 3. 将手放在患者的手上，指导刷牙
拒绝刷牙	心情不好	1. 给患者喜爱的牙刷牙膏 2. 过一会再试试
	口腔问题	带患者到专业机构进行口腔检查和护理
假牙问题	佩戴不适	1. 定期清洁义齿 2. 定期到专业机构进行口腔检查和调整义齿

六、痴呆患者的文娱活动安排

（一）活动对于患者的意义

痴呆患者随着病情的进展，一些他们曾经爱好的休闲活动如读书、购物、厨艺、体育活动等都无法再继续。但是患者每天仍需要参加一些活动，与照护者或其他人员保持互动，提高他们的生活品质。活动可使患者在生理、心理及社会各方面获得益处，具体如下。

1. 活动通过肌肉活动的刺激，协调大脑皮质兴奋和抑制过程，促进细胞的供氧能力，延缓认知功能的衰退，并有助于休息和睡眠。

2. 活动可促进胃肠蠕动，刺激消化液分泌，有利于消化和吸收，促进机体新陈代谢，改善肝、肾功能，改善患者食欲，防止腹胀及便秘。

3. 活动可增加血液循环，增厚骨质密度，增加骨骼韧性及弹性，延缓骨质疏松，增加关节灵活性。活动还可使肌肉纤维变粗、坚韧有力，增加肌肉活动耐力和灵活性，有助于防止患者跌倒。

4. 活动可以保持患者的能力和技能，提升患者与现实环境的连接，减少感知和认知紊乱，并为患者提供自我表达和社会交往的机会，可增强患者自信，促进沟通。

（二）文娱活动安排建议

痴呆患者可以参与多样化的活动，常见的活动如下。

1. 身体锻炼　身体锻炼有助于增强痴呆患者的体质，维持社会功能。应引导患者进行规律的活动，如散步、逛公园、爬山、打太极拳、做保健操、进行肢体和手指运动等。

2. 家庭性活动　家人是痴呆患者最重要的社会支持因素，与家人一起活动是患者最熟悉和最有安全感的体验。因此，应创造机会让患者与家人一起进餐、聊天、外出散步、购物、做简单的家务（如一起摘菜、洗菜、做饭、洗餐具、擦桌子、糊信封、园艺活动等）；对于照料机构的患者，应创造机会让家人多探视。

3. 怀旧活动　痴呆患者尚有一定记忆能力时，通过一起翻看和谈论老照片、听唱老歌曲、看老电影、谈论往事、故地重游等方式，激发其对过去事件或经验的回忆。

4. 感官和认知刺激活动　建议根据痴呆患者的喜好和现存的能力，安排适当的感官和认知刺激活动，如唱歌、听音乐、跟随音乐打拍子、触摸花瓣、闻花香或香水的气味、给予按摩或情感性触摸、宠物陪伴；进行折纸、剪纸、插花、编织、穿珠子、拼图、搭积木、挑游戏棒、书写、画画、涂色等手工活动；与患者一起做简单的计算、识记物品并归类、玩棋牌等活动。

（三）文娱活动安排技巧

1. 因患者注意力有限，活动时间不宜过长，活动的时间保持在 30 分钟左右。

2. 依据患者尚存的能力，同时顾及患者已退化的能力，制订合适的活动，减少患者的挫败感。

3. 配合患者的既往生活方式、工作经历、兴趣及长处，让患者选择喜欢而有意义的活动。

4. 创造安全舒适的活动环境。温度适宜，光线柔和充足，座椅结实稳固，使用的材料确保安全。

5. 将活动简单化，分解成具体步骤，按步骤进行活动，如果患者忘记活动步骤或分心，需重复指令，让患者能够继续做这个活动，必要时给予动作示范或协助。

6. 给患者足够的时间去完成活动的每一步骤，观察患者的情绪、注意力和反应，一旦患者显得疲惫或失去注意力，暂时休息一下。

7. 活动设计富有弹性，活动组织灵活，根据活动现场调高或降低活动难度，延长或缩减活动中各环节的时间。

8. 照护者始终关注患者，及时给予肯定和鼓励，加强患者的自信心和安全感。

9. 将患者参与的活动纳入每天的作息表中，融入日常生活中，有规律地进行。

七、痴呆患者的睡眠障碍照护

（一）痴呆患者常见睡眠障碍

痴呆患者随着年龄的增长或多或少会出现一些睡眠问题，由于疾病的影响，其脑功能和神经调节系统比一般老年人弱一些，睡眠问题更加普遍。研究显示，有 40%~50% 的痴呆患者出现睡眠问题，睡眠障碍有以下几类。

1. 失眠　分为入睡困难和浅睡，即睡眠很浅，时睡时醒；夜间醒着的时间变长，醒来次数增加。

2. 过度睡眠　整天都在睡觉，只要不叫他，可以从早睡到晚。

3. 睡眠紊乱　睡眠周期颠倒，白天打瞌睡、晚上睡不着或不想睡。

4. 其他特殊类型　如夜游、发作性睡病等。

痴呆患者最常见的是失眠和睡眠紊乱，随着病程的进展，患者的睡眠问题逐渐加重，最终，24 小时的浅睡眠可能取代夜间的深度睡眠。患者的睡眠障碍对照护者来说是很大的挑战，毕竟没有人能够承受住 24 小时不间断的照护任务，因此，照护者要采取有效方法，改善患者的睡眠问题，缓解照护压力。

（二）睡眠障碍的常见原因

1. 器质性因素　当患者出现呼吸系统问题、冠心病、高血压、糖尿病以及脑血管疾病如脑出血、脑梗死等疾病，其睡眠质量普遍会比没有躯体疾病的患者差很多，并且睡眠问题尤其是失眠往往是内科疾病最早出现的周边症状。其他躯体疾病如发热、关节炎、牙龈炎等导致患者不适或疼痛也会影响睡眠质量。

2. 药物性因素　改善认知的药物如多奈哌齐，改善精神行为症状的药物如奥氮平、喹硫平等均可能改变睡眠周期，影响睡眠。

3. 痴呆患者特有的精神行为问题　随着认知症的进展，很多痴呆患者会出现妄想、幻听、幻视等症状，随之会带来情绪紧张、焦虑，或者因脑功能下降导致焦虑、抑郁，在晚间表现为各种折腾。

4. 环境方面　嘈杂的声音、光线不够暗、卧室温度过高或过低、枕头不舒适、环境发生改变等。

5. 生活习惯不当　如白天睡眠太多、日间运动与活动太少、服用过量的咖啡因或酒类、睡前进行兴奋性活动如会客等。

（三）睡眠障碍的照护方法

1. 照护者首先细心观察，患者除了罹患痴呆外，有无其他躯体疾病、有无发热、生活环境是否改变、生活作息是否改变、有无出现突发事件、睡眠问题出现的时间（是最近出现还是由来已久）等。

2. 带患者到医院进行全面的医疗检查，确定睡眠障碍的类型，找出可能导致睡眠障碍的原因，根据睡眠障碍类型和原因进行对症处理。

3. 因器质性疾病、药物因素导致的睡眠障碍，通过治疗器质性疾病及调整药物可能改善睡眠。

4. 如果是因为幻觉、妄想等精神行为症状导致睡眠障碍，需要对幻觉妄想进行干预。详见精神行为症状照护章节。

5. 光照疗法　来自国内外的临床研究已经证实，光照疗法可以调整昼夜节律，改善睡眠。

（1）利用太阳光，白天可让患者在阳光下活动 30~60 分钟，如果患者体力下降，可坐在椅子上让患者晒太阳。尽量选择早晨或傍晚时分晒太阳，以免患者晒伤。

（2）调节患者生物钟。如果患者睡眠时间提早，经常很早入睡，则可以傍晚多晒太阳；如果每天很晚才睡，则可早晨多晒太阳。

（3）如果居住环境光照不足，可以使用日光灯或白色光线的节能灯来加强照明。

6. 减少白天的睡眠时间

（1）安排规律的生活作息，按时起床。

（2）增加白天环境刺激，如照明、声响、言语、肢体接触等。

（3）鼓励患者白天进行有规律的身体活动。

（4）不鼓励患者白天小睡，尤其是下午中后段时间，如果患者确实需要小睡，睡眠时间不要超过 1 小时，睡觉时不要拉上窗帘。

7. 夜间睡眠护理

（1）睡前保持安静，晚上 7：00 后不要再做任何活动，以免患者过度兴奋。

（2）营造舒适安全的睡眠环境。卧室温度适宜（22~24℃）；使用患者喜欢的寝具，如被子、毛毯、枕头等；将一些有安全感的物品如毛绒玩具、毛毯等放在患者触手可及的地方。

（3）建立睡眠仪式。每晚睡前做相同的事情，如刷牙、如厕、听熟悉的老歌或舒缓的音乐。

（4）如果可能，晚上泡泡脚或短暂做一下按摩，让患者的身体舒适，心情放松。

（5）大部分人半夜起床是要上厕所，如果患者半夜醒来，照护者要询问患者是否要去卫生间，必要时使用一次性尿裤，避免夜间频繁如厕而影响睡眠。

8. 饮食护理

（1）进食易消化的食物，尤其是晚餐，减少晚饭后的水分摄取。

（2）避免让患者接触兴奋性食物或饮料，如饮酒、喝咖啡、接触尼古丁、吃巧克力等，尤其是傍晚时分。

9. 如果器质性问题、药物问题及非药物改善方法均使用后，患者睡眠仍无法改善时，应寻求专业医师使用合适的药物治疗。药物治疗可能增加跌倒的概率和其他风险，因此应遵医嘱小剂量短期使用。使用过程中照护者要密切观察，防止患者跌倒。

10. 夜间失眠和游荡的照护方法

（1）患者失眠时不要一直躺在床上。

（2）不要在失眠的时候看电视，可以听一些柔和的音乐。

（3）如果患者夜间醒来并感到烦躁，照护者应保持冷静，寻找可能的原因，如身体不适、需要大小便或饥饿，并给予针对性处理。

（4）如果发现患者在屋内游荡，照护者可以陪患者先坐一坐，询问原因，然后温和地提醒他现在是睡觉的时间，引导患者上床睡觉。

（5）打开夜灯，或在患者经常活动的区域安装人体自动感应灯，避免患者夜间起床磕碰或跌倒。

（6）如果患者居家生活，保证居家环境安全，关闭煤气、电源开关，关闭大门，以免患者夜间起床意外受伤或走失。

（7）如果患者的睡眠问题和夜间游荡越来越频繁，影响到照护者的身体和精神健康，需要带老年痴呆症患者到专业医疗机构进行评估，必要时短期使用改善睡眠的药物。

八、痴呆患者的居住环境设置

（一）居住环境设置原则

随着认知功能的减退，痴呆患者对环境的定向力和适应能力越来越差，不但容易发生跌倒和走失，而且对环境不熟悉、环境中刺激不当都会给患者带来不安全感，并可能诱发激越行为。因此，应为认知障碍患者设置友好化的居住环境，设置原则如下。

1. 确保环境的安全性，防走失、防跌倒、防意外伤害。

2. 维持环境的稳定性和熟悉性，避免突然变换。

3. 设计时间和定向线索，帮助患者进行时间和地点定向。

4. 提供适当的感官刺激。

（二）居住环境设置建议

1. 确保环境的安全性　痴呆患者因判断能力、身体协调性降低，增加日常生活中发生意外的概率，因此，患者生活环境必须重视其安全性。

（1）预防跌倒：家具尽量简洁，减少杂物和尖锐的转角；地面使用防滑材料，地上有水时要及时擦干；活动区域避免台阶，避免铺小块地毯，防止绊倒；房间和过道光线充足，在卧室、过道和卫生间安装感应式夜灯；在马桶旁和洗浴设备旁安装扶手。

（2）预防走失：选择患者不易打开的门锁；利用布帘、画面等隐藏出口；应用现代电子产品，如门窗感应装置、远程报警系统、电子定位装置等；照料机构采用环形或回形的建筑设计。

（3）管理好危险物品。将有毒、有害、锐利或易碎的物品锁好，如药物、刀具、剪刀、玻璃器皿、清洁剂、过期食物、筷子、牙刷；安装煤气、电源安全和报警装置，建议平时将煤气或天然气的阀门关闭；收好厨房中的调味品，家中的药物及危险品如清洁剂、樟脑丸等，避免患者误食；关闭小家电的电源，如烤箱、微波炉、电热水壶，调低热水器的加热温度；对于晚期老年痴呆症患者，注意移除房间内的镜子。

2. 保持环境熟悉、稳定　老年痴呆症患者因认知能力降低，往往难以适应环境的改变。患者尽可能生活在自己熟悉的环境中，避免突然变换住所（如搬家、在子女家轮住、入住机构等）及居室的布局和物品。必须变换住所时，记得携带让患者觉得舒悉的物品、患者的床及床周围的物品，并尽量保持以前的摆放位置。如果不能带走，可拍下照片挂在新住所，帮助患者辨识周围环境。对于收治老年痴呆症患者的机构，应营造小单元、居家式的环境氛围，让患者有自己的房间，提供居家式的起居室、小型厨房和餐厅，在患者房间内摆放一些自己的家具、照片、喜欢的物品等，避免频繁更换房间。

3. 设置定向线索　良好的环境可弥补痴呆患者部分认知缺损，有效维持患者的生活功能及自立性，减轻照护者负担。

（1）设置时间定向线索：在卧室、客厅、餐厅等活动区域的醒目位置放置大的钟表、日历，设计显示当前季节、节日的图片，帮助患者辨识时间。

（2）设置方向引导标识：在房门上贴上患者能辨认出的照片、图案等，帮助患者辨认自己的房间；用文字、图案等设计简易的方向标识，引导其找到卫生间、厨房或餐厅等；将日常用品放在固定、醒目的位置，在柜子、抽屉外面做上标识。

4. 提供适度的感官刺激

（1）光线刺激：活动区域应维持明亮而均匀的自然光或人工光源，避免炫光，避免光线过于昏暗，将镜子安置在不易产生反光之处，用窗帘遮挡强烈的阳光。

（2）色彩刺激：居室的墙壁、窗帘、床单等装饰成温馨、明亮的暖色调；悬挂或摆放色彩明亮的照片、图画、装饰物及花草等。

（3）声音刺激：避免噪声，同时避免过于安静；根据患者的喜好创设一定的声音刺激，如播放患者喜欢的老歌、音乐、戏曲、相声等；对于长期卧床不能外出的患者，建议用录音或投影的方式，让患者聆听来自自然界的声音，如鸟叫声、海浪声等。

（4）触觉刺激：在居室内摆放装有海绵、沙子等能带来不同触觉感受的物品；提供仿真娃娃或老年人喜欢的宠物。

（5）嗅觉刺激：每天定时开窗通风，去除室内的异味，保持空气清新。

（6）建议有条件的照料机构设置多功能感官刺激室，利用光线、音乐、芳香和各种物体为患者提供多重感官刺激。

5. 维持隐私性和社交性

（1）隐私性：隐私的环境可为痴呆患者提供生理和心理上的安全感。根据患者之前的生活习惯，为其提供属于自己的空间；对于住 2 人间或多人间的照料机构，建议使用隔帘。

（2）社交性：设置集体活动的空间，如活动室、客厅、餐厅、阅读室等。

（三）居家环境安全设置

1. 客厅

（1）确保室内光源充足，但勿太过刺眼和反光。屋内亮度一致，避免差距太大。

（2）墙壁和地面设计简单，避免采用复杂或令人眼花缭乱的图案。

（3）避免使用玻璃门或落地窗，或在门或窗上贴上图案简洁的玻璃贴纸以利区分，以免让患者误认为是开着的门而误闯。

（4）物品摆放整齐，家具必须稳固，带有尖锐边角的家具需安装防撞条。

（5）移除妨碍行走的茶几、小椅子，移除地上的小块地垫或地毯，以防患者绊倒。

（6）桌上不要放置易倒、易碎的物品，例如台灯、花瓶等。

（7）避免使用延长线，若必须使用时，应将延长线固定好，避免绊倒。所有未使用的电源插座，需用儿童安全插头盖住。

（8）留出患者使用手杖、助行器或轮椅时能够自由移动的足够空间。

（9）将危险及贵重物品放在患者看不到或拿不到的位置，必要时上锁。

2. 卧室

（1）卧室应尽量安排在一层，若不得已必须住在楼上，注意窗户、阳台等处的安全，避免意外跌落。可在窗框加装活动锁，使窗户只能部分打开，避免患者不慎跌出窗外。

（2）卧室有足够的照明。

（3）安装感应式夜灯，特别是在通往厕所的走道上，方便患者起夜。

（4）根据需要调整床的高度或将床靠墙，避免患者上下床跌倒或掉下床。

（5）使用电热毯、电暖器等物品时由照护者操作，避免患者烫伤，使用完后及时关闭电源。

（6）如果有必要，可以在墙角放一个马桶椅，方便患者半夜起床上厕所。

（7）安装感应装置或监控设备，一旦患者跌倒或需要帮助，照护者可及时察觉或得到启示。

（8）如果卧室中的镜子会造成患者的困扰，应移走或用布遮住镜子。

3. 厨房

（1）安装有安全开关的煤气炉，安装煤气外泄报警器。

（2）定期检查灭火器及各式报警器是否正常工作。

（3）将尖锐的器具如菜刀、剪刀，易碎的物品如碗、碟子及清洁剂等容易造成伤害的物品放在有安全锁的橱柜中，避免患者拿取。

（4）收走厨房调味品，以免患者误食。

（5）除使用外，关闭容易引起危险的厨房小家电如烤箱、微波炉、电热水壶等电源，或将它们放在患者不易拿取的地方

（6）将滚烫的食物放在安全处，避免患者缺乏判断力而烫伤。

（7）地板要注意干爽防滑，避免患者跌倒。

（8）必要时可将厨房门加锁或用屏风遮蔽，避免老年痴呆症患者进入。

4. 餐厅

（1）用餐时环光线充足，让患者更好地看清楚食物。

（2）餐桌的布置尽量简单，只放吃饭需要的餐具，不要放花瓶、装饰品和调味瓶等。

（3）不要摆放装饰用的水果蔬菜造型的摆件，避免患者误食。

（4）餐桌布置要使用对比色调（比如，原木色的桌子上摆放绿色的餐垫，配上白色的碗和盘子），便于患者分辨餐桌、餐具和食物。

（5）餐桌的桌面应尽量避免产生倒影和反光。如果是玻璃桌面，可以考虑在上面铺上纯色桌布。

（6）随时清理冰箱，扔掉过期及腐烂的食物，必要时冰箱加装安全锁，避免患者打开冰箱却忘记关上，或一次吃下过多的东西。

5. 浴厕

（1）在厕所外贴上“厕所”两个大字，或者贴一张马桶的图片，另外随时把厕所的门打开，让痴呆患者可以容易地找到厕所。

（2）保持浴室地板干燥，或贴上止滑条，以免滑倒。

（3）避免让老年痴呆症患者单独留在浴室。

（4）在浴缸或浴室贴上止滑条，在浴缸和马桶旁设置扶手，且扶手颜色应和墙壁成对比，使其明显易见。

（5）使用冷、热水合一的水龙头，将热水调整在适当温度，避免烫伤，最好使用定温水龙头。

（6）保证充足的照明，使用夜灯，让老年痴呆症患者晚上容易找到厕所。

（7）安装紧急呼叫按钮。

6. 出入口

（1）避免使用小地毯，可使用粗质的止滑板或贴上止滑条，以防患者绊倒或滑倒。

（2）出入口避免堆积杂物，营造无障碍的出入通道。

（3）住家入口应容易辨识，如标示姓名或放上患者熟悉的装饰。

（4）对于有走失风险的患者，可以用屏风或大型挂图、壁画、海报将门口遮起来，让患者不容易找到出口，避免患者在家人不注意时自行出门。

（5）门口安装一个需要技巧才能打开的锁或在痴呆患者够不到的高度加装一个门锁，避免患者走失。

（6）必要时加装开门报警器，门打开就会发出声音（如音乐，语音提示等）。

7. 楼梯

（1）注意楼梯间的照明，避免太暗看不清楼梯、太亮造成反光。

（2）楼梯要注意防滑，可在楼梯靠墙加装扶手，每级楼梯贴上明显的防滑条，以防患者失足滑倒。

（3）楼梯间过道通畅，勿堆放杂物，以利患者通行。

8. 庭院

（1）庭院植物应不具毒性，也不要带刺，避免误食或受伤。

（2）使用和庭院绿化相称的围墙或篱笆，避免患者直接看到户外而出现外走行为。

（3）设置回路供患者走动，沿路可设置吸引其兴趣的物品及可供休息的桌椅。

（4）种植患者喜欢的花卉、蔬菜，或饲养家畜、宠物，照护者可和患者一同照护这些花草动物，增加其活动及能力，同时也可促进患者与照护者之间的关系。

（四）痴呆患者常用的辅助用具

在日常活动中，配合适当的环境改造或辅助用具，可减少患者参与日常生活的障碍，发挥最大的功能。痴呆患者常用的辅助用具有以下 4 类。

1. 提醒类　如可以发出提醒声音的智慧药盒、日 / 月历、闹钟、定时器、笔记本、文字或图片标识等。

2. 休闲活动类　如各种益智或怀旧教具、简化的大按键遥控器、计算机辅具等。

3. 沟通类　如沟通板、无线对讲机、电话辅具等。

4. 安全类　如定位追踪器、离床传感器、安装扶手等。

九、痴呆患者的日常活动风险及防范

（一）跌倒

1. 跌倒概述　痴呆患者是跌倒的高风险人群，研究显示痴呆患者跌倒发生率是无痴呆人群的 2~3 倍。跌倒不但会引起活动受限、功能受损，也是造成患者伤残和死亡的重要原因之一，严重影响患者的身心健康与生活质量，增加照护者负担。

痴呆患者跌倒与多方面因素有关。①因衰老导致视听觉功能下降，肌肉力量下降、骨骼退化以及痴呆引起的认知功能下降导致平衡功能受损，步态异常，其中步态异常是痴呆患者发生跌倒的最高危险因素。②痴呆患者容易出现情绪和行为异常，比如出现焦虑、躁动不安、游走等，增加跌倒风险。③痴呆患者对环境的熟悉度降低，许多习以为常的环境均可能导致跌倒。④多种药物如镇静催眠药、抗焦虑抑郁药、降压与利尿药等均可能导致患者出现意识模糊、知觉混乱、头晕和肌张力改变，增加跌倒的发生率。

2. 预防患者跌倒策略

（1）科学运动锻炼：运动锻炼能保持或增加患者的肌肉力量，减缓因衰老引起的关节僵硬，提高身体的柔韧性和平衡能力，保持骨骼健康等。老年痴呆症患者在身体许可的情况下，尽量保持身体活动，减少久坐等静态行为（具体详见日常活动安排）。

（2）药物管理：与医生一起检查患者所有的用药，包括非处方药，及时停止不需要服用的药物。

（3）改进照护方法：①确保患者穿合身的衣服、合脚防滑的鞋；②根据身体条件适时选用拐杖、助行器、助听器等辅助用具；③提醒患者慢慢转身、转头、起身、下床；④当患者需要走动、穿衣、如厕和移动时，及时提供帮助；⑤为患者提供营养丰富、富含维生素 D 和钙的膳食，保证患者营养摄入。

（4）调整环境：①居住环境有充足的照明，卧室、浴室及它们之间的走廊安装夜灯；②调整床和椅子的高度，确保患者坐在上面时双脚能够平放在地上；③安装高度合适的马桶和扶手，方面患者如厕；④清理环境中容易绊倒患者的杂物；⑤楼梯、过道等地方安置扶手；⑥地面干燥防滑。

3. 患者发生跌倒的应急处理

（1）患者跌倒后避免立即移动患者，因患者急于起身可能造成更严重的二次损伤。

（2）寻求可以帮助的人员，如果患者在家中跌倒，可寻求邻居帮助；在户外跌倒，可寻求路人帮助；在机构跌倒，立即呼叫医护人员。

（3）在保证环境安全的前提下，检查患者意识是否清楚，胳膊或腿是否位置异常，能否移动胳膊和腿，是否有疼痛，是否有外伤（出血、肿胀）。如果感觉患者受伤严重，应尽可能保持原有体位，立即拨打急救电话，禁止随意移动患者。

（4）如果确定患者没有受伤，也不要立即将患者扶起，可给患者头部垫一个枕头，让他深呼吸放松。

（5）患者发生跌倒后，无论受伤与否，都要带患者去医院检查。

（二）走失

1. 走失概述　痴呆患者因认知功能受损，在记忆力、判断力、定向能力方面均存在障碍，容易因外出游荡发生迷路、走失。美国阿尔茨海默协会曾估计，有 60% 的阿尔茨海默病患者至少有一次走失的经历，它通常是患者最先出现的迹象之一。

患者走失分为两种。一种是从家中走失，如患者趁照护者不注意开门外出走失；另一种是在室外走失，如和家属一同外出时走失。

在走失期间，患者可能发生受伤、脱水、饥饿、过度疲劳等情况，甚至出现生命危险。

2. 预防患者走失的策略

（1）了解患者徘徊或外走的原因。如要出去散步？上班？有让患者感到不舒服、无聊的环境？焦虑愤怒？未被满足的生理需求如口渴、饥饿等。

（2）根据原因采取相应措施，减少患者的游荡行为，例如安排患者喜欢的活动，避免整日无所事事，减少焦虑不安；满足患者基本生理需求如吃饭、喝水、上厕所等。

（3）保存患者的高清近照，万一患者走失，可以立即寻求公安、媒体、朋友圈等的帮助，一起寻找患者。

（4）与邻居及社区相关人员通报患者病情，以获取及时帮助。

（5）居家走失防范策略：①留意患者在家中的动向；②保证环境安全，大门上锁或安装门磁报警器，患者离开房门时有声音提示或报警；③将患者的情况告诉邻居和社区服务部门，如果他们发现患者走出家门，可帮忙将其带回家。

（6）外出走失防范策略：①外出时照护者全程陪同，尤其是人多拥挤、有多个出入口的地方（如超市、公园、医院、公共厕所灯），照护者要紧握患者的手，以免走散；②在患者的衣服上缝制或口袋中放置身份证明，包括指定联系人的姓名和电话号码，或佩戴有身份信息的手环；③给患者佩戴具有定位功能的手表或其他装置，一旦患者走失，通过定位可以找到他。

3. 患者走失后的应急处理

（1）保持冷静。

（2）记住患者的穿着。

（3）马上查找监控，在第一时间确定走失方向并加强搜寻。

（4）有条件的话家中留一人，以免患者在搜寻期间回来。

（5）第一时间寻求公安、媒体、朋友圈等的帮助，一起寻找患者。

（6）将寻人启事发给清洁工、绿化人员、临街商铺等，寻求他们的帮助。

（7）走失患者被找回后，立即通知所有参与搜救的人员患者已被找到；带患者去医院进行全面检查，确保患者的身体健康；不要责怪和追问患者，给予理解和抚慰；试着寻找患者外出的原因，帮助照护者了解患者的行为，防止再次发生走失。

（三）噎呛

1. 噎呛概述　噎呛又称噎食，是指食物阻塞咽喉部或卡在食管的某一狭窄处，甚至误入气管而引起的呛咳、呼吸困难、窒息。噎呛在老年人群发生率高。发生噎呛时，若不及时发现急救，严重时可引发呼吸心搏骤停。

痴呆患者发生噎食的常见原因有：①疾病及药物。痴呆晚期、脑卒中、迷走神经受损等疾病以及某些药物如抗精神病药物等引起吞咽功能障碍。②食物因素。汤圆、馒头、整个鸡蛋、果冻、水或汤等食物黏稠、干硬或稀薄液体容易引起噎呛。③不当进食或喂食。吃大块食物、进食时注意力不集中、吃东西狼吞虎咽、暴饮暴食、抢食等。

发生噎呛的表现：进食时突然不能说话，出现窒息的痛苦表情：呼吸困难，面色苍白或青紫；通常用手按住颈部或胸前，并用手指口腔；如果部分气道阻塞，可出现剧烈呛咳、咳嗽间歇有喘鸣音。

2. 预防噎呛的策略

（1）密切观察患者的进食情况，当患者出现吞咽困难或呛咳时，及时带患者到专业机构评估吞咽功能评估。

（2）食物的选择：①调整食物种类，痴呆患者食物以细、碎、软为宜，避免黏性较强的食物，如年糕、汤圆等，避免鱼刺、骨头等易卡喉的食物；②如果患者出现吞咽困难或呛咳，食用稀薄液体更容易引起误吸，应调整食物质地或形态，建议使用软质饮食，将食物切成小块并煮软或将食物处理打碎后加入增稠剂变成泥状，利于吞咽。

（3）餐具的选择：喝水使用浅口杯，进食使用广口平底碗、汤勺等。

（4）进食或喂食技巧：①保持环境安静，便于患者集中注意力进食。②进食时不要催促，给患者充足时间。喂食时，要耐心等待，用汤匙将少量食物送至舌根处待患者完全咽下，张口确认无误后再喂下一口食物。③进食液体及水分时使用勺子喂食，不要使用吸管喂食。④进食时取坐位或半坐卧位，身体前倾15°，如果患者的头后仰，将头转移至前倾的位置，进食完后尽量保持原有姿势30分钟后再变换体位。⑤如果患者将食物含在口中久久不咽下，及时将食物从患者口中挖出。⑥在喂食过程中发生呛咳等意外，立即停止进食。

3. 发生噎食的应急处理　一旦发现患者噎食，立即停止进食，争分夺秒抢救，同时呼叫其他人员帮忙，居家照护者立即拨打急救电话。

（1）立即用手指清除口咽部食物。

（2）如手指清除无效，立即进行海姆立克急救法急救（图3-6）。

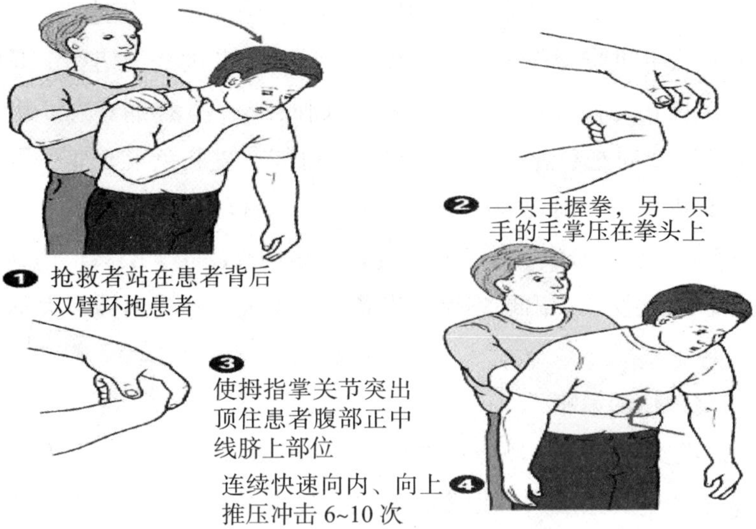

图 3-6　海姆立克急救法示意图

（3）如心脏停搏应立即做胸外心脏按压。

（4）如自主呼吸恢复，带患者去医院进行全面检查，确保患者的身体健康。

（四）烧烫伤

1. 烧烫伤概述　烧烫伤一般是指接触火、开水、热油等高温物质而发生的一种急性皮肤损伤。痴呆患者在日常生活中烧烫伤主要是热水、热汤、热油、炉火、蒸汽、强酸、强碱等造成。

临床上常使用Ⅲ度四分法评估烧烫伤严重程度（图 3-7）。Ⅰ度烧烫伤

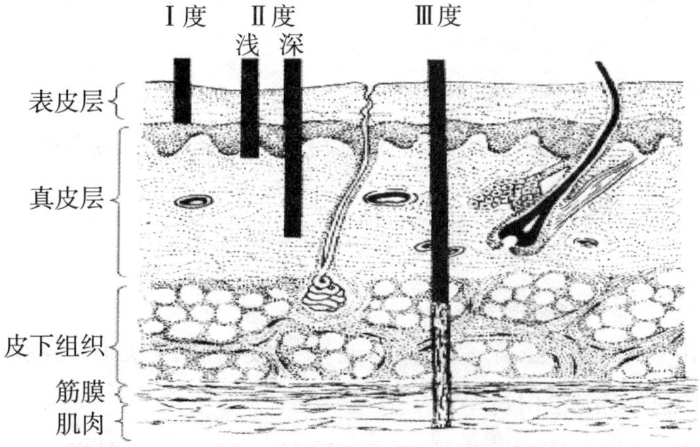

图 3-7　烧烫伤深度分类（图片来源网络）

只伤及表皮层，受伤的皮肤发红、肿胀，疼痛，但无水疱出现，一般 1 周内愈合，无瘢痕；Ⅱ度烧烫伤是伤及真皮层，分为浅Ⅱ度烧烫伤和深Ⅱ度烧烫伤，浅Ⅱ度烧烫伤是伤及真皮浅层，局部红肿、发热，疼痛难忍，出现大水疱，基底红润，2 周左右愈合，不留瘢痕，可能有皮肤色素改变；深Ⅱ度烧烫伤是伤及真皮深层，出现大小不等的水疱，基底红白相间或苍白，患者痛觉减退，3~5 周愈合，瘢痕明显；Ⅲ度烧烫伤是伤及皮肤全层甚至达到皮下、肌肉和骨骼，皮肤发黑，出现焦痂，患者痛觉消失，感觉迟钝，大部分创面需要植皮愈合。

2. 预防烧烫伤的策略

（1）提供安全的居住环境：①装有开水的水壶、微波炉、烤箱、打火机等放置于患者不易接触到的地方，燃气、热水器、开水壶处张贴“小心烫伤”标识，厨房上锁管理；②使用恒温热水器，设置温度为 40℃左右；③所有的电器设备，用完后立刻放回安全的地方，如电熨斗、搅拌器、吹风筒等；④使用专用的防电保护插座；⑤居家环境中准备灭火器、消防报警铃、燃气报警器等。

（2）食物、粥、汤、茶水等，提前放凉，待温度不超过 40℃时方能给患者食用。

（3）洗浴时先调节好水温，专人看护。

（4）冬季避免使用电热毯、热水袋，必须使用时，电热垫先预热，待老人上床后关闭电源开关。

（5）使用各种物理治疗仪器时，按说明书要求，保持安全距离，专人看护。

3. 患者烫伤的应急处理

（1）冲：立即去除去热源，迅速将烫伤的部位浸泡在冷水中或用流动的冷水清洗伤口 30 分钟。

（2）脱：小心地脱去衣物，可用剪刀剪开衣服，如果衣服已经粘在皮肤上，不要硬拉扯，以免造成皮肤损伤。

（3）泡：疼痛明显者，可将伤处持续浸泡在冷水中 10~30 分钟，冬季气温过低时可换成湿毛巾冷敷。

（4）盖：使用干净无菌纱布或干净的手帕、床单敷盖伤口，保持创口清洁。烫伤部位如有伤口或水疱，不要自行处理，如使用牙膏、酱油、紫药水、红药水等涂抹烫伤处；挑破水疱等。

（5）送：程度较重的烧烫伤（Ⅱ、Ⅲ烧烫伤）及时就医，就医途中继续用湿毛巾或冰袋冷敷，边敷边送医。

（五）攻击行为

1. 攻击行为概述　攻击是痴呆患者的精神行为症状之一，往往在午后或黄昏更甚。随着病情的进展，部分患者个性发生改变，变得容易心烦和激动，出现言语攻击如哭泣、叫喊、尖叫和咒骂、口头威胁等，有时甚至会发展成攻击行为如投掷、损坏物品或攻击他人。

患者出现攻击行为主要原因有：①生理因素，如身体不适，如疼痛或发热、疲乏、睡眠受干扰、药物不良反应、受到幻觉或妄想的影响等；②社交因素，如生活枯燥、缺乏感官刺激、对照护者不信任等；③心理因素，一些较贴身的起居照顾，如洗浴、排便或更衣，若患者被逼接受帮助，会使他们觉得自身的独立性和隐私受到威胁而出现防御性行为；随着疾病的进展，患者应对日常生活的能力下降，会让患者产生挫败感而引发攻击行为；因认知功能下降、视力或听力障碍导致患者丧失对周围事物的掌控感，产生困惑而引发攻击行为；患者不能辨别熟悉的面孔和地方或记起早期可怕或不安的生活经验而感到慌张害怕导致攻击行为。

2. 预防攻击行为的策略

（1）保持熟悉的环境和规律的日常生活。

（2）确保患者感到舒服，如不太热或太冷、不太饿或口渴、不过度兴奋或疲乏。

（3）日常照护过程中与患者保持有效沟通，告知患者接下来要做什么，取得患者同意后方可执行。

（4）照护过程中不要表现出愤怒、沮丧和责怪患者，应多给患者鼓励和赞美。

（5）注意患者的情绪变化，留意患者攻击行为的警示，如拒绝帮助、大喊大叫、来回踱步、扔东西等。

（6）寻找该行为的触发点，例如该行为的发生是否与患者饥饿或与某人有关，然后避免它。

3. 发生攻击行为的应急处理

（1）和患者保持一定的距离，让患者感觉到安全，并及时寻求帮助。

（2）保持冷静，保持眼神接触，说话温和，可以重复呼唤患者的姓名，然后说：“不，停下来！”避免使用呼喊、命令或报复的语气。

（3）避免突然的动作、伸手或触摸患者，他会误以为受攻击。

（4）最有效的方法是了解引发他情绪失控的原因，分散他的注意力，如给他一杯他喜欢的饮料或者跟他谈论一些他爱谈的旧事。

（5）当患者的怒气开始消散，可尝试触摸他的前臂，邀请他来牵你的手。

（6）要协助有暴力倾向的患者沐浴和更衣时，注意应站在患者的身旁，避免处于他们的前面。

（7）如果照护者觉得不安全，应和冲动的患者保持一定距离或暂时离开到一个安全的地方。

（六）自杀自伤

1. 自杀自伤概述　抑郁是痴呆患者常见的精神行为症状，也是痴呆的前驱期表现之一。抑郁情绪常表现为情绪低落、兴趣减少、悲观失望、自卑绝望、乏力困倦、食欲减退、睡眠障碍等，严重者往往产生自杀的念头。照护者要关注患者的情绪变化，及时发现自杀征兆，防止患者自杀自伤。

2. 预防患者自杀自伤的策略

（1）保持有规律的健康生活模式，鼓励患者参与其能力范围内可应付的活动，提高自信心。

（2）日常相处中，多与患者沟通，鼓励患者表达自己的感受及难处，给予心理支持。

（3）鼓励家属陪伴或探视患者，给予亲情支持，鼓励患者保持一定的社交接触。

（4）治疗患者抑郁情绪。

（5）确保环境安全，将高危物品如刀剪、药物、化学物品、窗门等锁上。

（6）留意患者情绪变化，发现患者自杀的倾向，如绝望消极言语、交代后事、私藏药物或锐利危险物品等，立即向家属及医疗团队求助。

3. 发生自杀自伤的应急处理　照护者立即到患者身边，判断患者情况，将患者置于安全环境，进行应急处置，如外伤给予止血包扎、顿服药物予以催吐等，拨打急救电话送医。

（刘风兰　陈暖暖　贺小东）

参考文献

[1] 傅中玲，陈正生，欧阳文贞等原著，陆骊工，李朝晖，陈旭东等修编．老年痴呆症照顾指南．沈阳：辽宁科学技术出版社，2020.
[2] 洪立，王华丽．老年期痴呆专业照护——护理人员实务培训．北京：中国社会出版社，北大医学出版社，中国劳动和社会保障出版社，2014.
[3] 邱铭章，汤丽玉．失智症照护指南．北京：华夏出版社，2016.
[4] 中国老年医学学会认知障碍分会，认知障碍老年痴呆症患者照料及管理专家共识撰写组．中国认知障碍老年痴呆症患者照料管理专家共识．中华老年医学杂志，2016, 35(10): 1051−1060.
[5] Fazio S, Pace D, Maslow K, et al. Alzheimer's Association Dementia Care Practice Recommendations. Gerontologist, 2018, 58(S1): S1−S9.
[6] Miller CA, Communication difficulties in hospitalized old adults with dementia. Am J Nurs, 2008, 108(3): 58−67.
[7] 中华医学会神经病学分会睡眠障碍学组，中国医师协会神经内科分会睡眠障碍专业委员会，中国睡眠研究会睡眠障碍专业委员会．认知功能损害老年痴呆症患者睡眠障碍评估和管理的专家共识．中华医学杂志，2018, 98(33): 2619−2627.

第五节　精神行为症状的照护

案例：老彭，广东潮州人，今年 86 岁，是当年的老红军，老爷子有四个儿女，儿女们都很孝顺。老彭一年前出现记忆力差，慢慢生活不能料理，到医院检查被诊断为阿尔茨海默病性痴呆。子女们各有各的家庭，为了方便照顾，将老人送进了养老院。刚开始，老彭很快就适应了养老院的生活，可是近几天，老彭开始晚上不睡觉，老是说周边有很多牛，他拿着手杖到处跑，说要去抓牛，养老院的护工怎么劝说也不听，把他关在房间里，他就发脾气，爬窗户，有时候拿着手杖打人，一折腾就是一晚上，精力特别旺盛，不停走来走去。折腾了几天，养老院也没办法了，就联系子女，将老人家送到了医院。老彭这是怎么了呢？针对老彭这样的情况，医院的工作人员会怎么处理？

一、精神行为症状产生的原因

痴呆的行为精神症状（BPSD）临床表现复杂多变，贯穿认知障碍疾病始终，并随疾病进程而改变，其发生、发展受到生物学和社会心理等多方面因素的影响，甚至认知障碍的症状之间也相互交织，互相影响。认知功能损害会引起思维情绪和行为的改变，精神行为的问题也会加重认知的损害。

1. 生物学因素　影响 BPSD 发生与发展的可能生物学因素包括大脑皮质、海马和某些皮质下脑区胆碱能、5- 羟色胺能、多巴胺能系统异常，神经原纤维缠结、淀粉样斑块等神经病理改变等。认知障碍患者可能会合并多种躯体疾病，或者在认知障碍进展过程中会新发一些躯体问题，例如视力或听力的下降、疼痛或身体不适等，这些问题可能会促使 BPSD 的发生或发展。

BPSD 与认知功能损害之间互相影响。Hiroaki Kazui 等收集了 2 447 名四种不同类型的认知障碍患者，采用神经精神量表作为评估工具，发现随着认知障碍严重程度的增加，精神行为异常的发生率增加、严重性加重。BPSD 症状的恶化也会影响患者的日常生活能力，加速认知功能的衰退，而稳定的 BPSD 可减缓患者认知功能的衰退。

2. 社会心理因素　BPSD 的发生与发展不仅与认知功能的损伤有关，还可能由其他多种原因引起，例如患者自身的需求未得到满足、照料者照料不当以及消极的交流方式和应对策略、不熟悉或不安全的环境刺激因素等都能激发或加重患者的 BPSD。

二、BPSD 的管理原则及照护循证

（一）BPSD 管理总体原则

BPSD 是认知障碍发生发展过程中伴随的症状，是认知障碍“ABC”三大症状群之一，其发生与认知障碍的病因病理机制密不可分，故而制订 BPSD 的干预方案时，首先应遵循认知障碍的诊疗指南。2010 版 EFNS 指南指出明确认知障碍的诊断后应予以改善认知的药物（A 级推荐），胆碱酯酶抑制剂（cholin-esterase inhibitor，ChEI）可改善轻中重度 AD 的认知症状和非认知症状（A 级推荐），治疗中重度 AD 推荐使用美金刚（A 级推荐），

美金刚对部分非认知症状如激越、妄想等症状的效果明显（B 级推荐）。因此，改善认知功能药物是治疗或干预 BPSD 的基础治疗或前提。

在此基础上，BPSD 的干预首先考虑非药物干预（C 级推荐），非药物干预无效后，可酌情选用精神科药物（A 级推荐），严重的 BPSD 选用小剂量的非典型抗精神病药物（B 级推荐），抗抑郁治疗优先选用 5- 羟色胺再摄取抑制剂（B 级推荐）。

（二）BPSD 管理照护循证

2010 年，美国发布的“痴呆患者综合照护临床实践指南”中推荐非药物治疗作为 BPSD 管理的起始治疗方案。方案指出 BPSD 治疗前必须确定可能原因或触发因素。以人为中心的照护要求护理人员充分了解每位患者的文化和家庭价值观、人生故事、患病前的兴趣和技能等，为患者制订个性化干预方案。

2012 年 Gitlin 等将非药物疗法整合到社区 BPSD 管理实践中，提出筛查、描述、明确潜在原因、制订治疗计划、确定非药物干预效果和持续监测 6 步照护框架，为初级保健管理提供了有效管理 BPSD 方法。

2014 年 Kales 等又进一步将药物和非药物方法进行整合，提出应用于病房患者 BPSD 管理的 4 步管理流程（DICE），即描述（Describe）、调查（Investigate）、创造（Create）、评价（Evaluate）。Zwijsen 等利用相关指南，发展针对痴呆照护单元的 BPSD 管理项目，提出发现（Detection）、分析（Analysis）、治疗（Treatment）和评价（Evaluation）4 步照护计划。管理均从导致 BPSD 的原因入手，基于循证将最佳证据应用于实践评价实践效果，为 BPSD 科学、有序的管理提供了依据。但对管理路径应用效果，能否减少患者 BPSD 发生，降低照顾者负担，以及可操作性和可持续性等均需要在实践中进一步探索和验证。

个体化分层管理可能也是需要探索的一种管理模式。轻度痴呆患者可以独立管理，中度患者在执行任务时需要一些支持，重度患者需要持续的帮助和支持（表 3-27）。

表 3–27 BPSD 服务提供的七层模型管理（澳洲 2003）

模型	对象		处理
第 7 层	重度	严重暴力	监护病房
第 6 层	重度	身体攻击、严重抑郁、自杀倾向	老年精神科、神经科
第 5 层	重度	严重抑郁、精神症状、尖叫、剧烈躁动	痴呆疗养院、专家团队个案管理
第 4 层	中度	严重抑郁、言语攻击、精神病、流浪、自恋	基层医疗机构专家咨询
第 3 层	轻度	夜间骚动、游荡、轻度抑郁、淡漠、反复提问、尾随	基层医疗工作者
第 2 层	无 BPSD		预防性干预或延迟干预
第 1 层	没有痴呆		普遍预防（尽管未证实）

三、BPSD 的干预

（一）BPSD 的认知改善药物干预

临床治疗中改善认知的药物是 BPSD 治疗的基础，它在改善患者认知功能或延缓认知功能衰退的同时，对部分精神行为症状也具有一定的缓解作用。目前改善认知的药物主要有 3 种：① ChEIs，代表药物多奈哌齐；② N– 甲基 –D– 天冬氨酸（N–methyl–D–aspartic acid，NMDA）受体拮抗剂，代表药物美金刚；③脑 – 肠轴调节药物，代表药物甘露特纳胶囊。

1. 胆碱酯酶抑制剂　当前临床应用较广的 ChEI 有盐酸多奈哌齐、重酒石酸卡巴拉汀、加兰他敏等，代表药物多奈哌齐。多奈哌齐是一种可逆性的、选择性的 ChEI，它能够抑制突触前和突触后胆碱能神经元，从而增强 AChE 缺乏区域的 AChE 的可利用度。在一项随机、安慰剂对照试验中，多奈哌齐在重度 AD 患者中显示出改善患者焦虑、抑郁和情感淡漠的作用（$P<0.05$）。此外，对轻中重度 AD 患者的随机双盲对照试验显示，多奈哌齐可改善 AD 患者的认知功能、精神行为症状、日常生活能力、整体功能等 AD 全程临床症状。

2. NMDA 受体拮抗剂　美金刚是一种非竞争性、低亲和力的 NMDA 受体拮抗剂，它能够阻止过度的谷氨酸引起的神经毒性，从而减慢了神经元的死亡速率，干扰认知障碍的病理生理过程。美金刚在改善妄想、攻击、严重的刻板行为、激越等症状方面疗效较为理想，与多奈哌齐联合使用能有效地改善患者的激越症状。陈良等的荟萃研究显示，美金刚对于中重度 AD 患者的 BPSD 症状疗效显著，并且具有较好的安全性，但应注意嗜睡、血压升高、体重增加的不良事件。Kano 等研究表明，与对照组相比，美金刚联合多奈哌齐组患者的激越行为得到显著改善（$P<0.05$）。而对于基线无症状的患者，服用美金刚治疗后研究期间不发生攻击性、易激惹和夜间行为等精神行为症状的比例显著高于对照组，提示美金刚可以在较大程度上预防 BPSD 的发生。

3. 脑－肠轴调节药物　2019 年底我国第一款用于治疗 AD 的新药甘露特纳胶囊（GV-971，商品名“九期一”）有条件获批上市，填补了该领域全球 17 年无新药上市的空白。研究发现源自褐藻寡糖的 GV-971 可以通过重塑肠道菌群平衡，抑制肠道菌群特定代谢产物的异常增多，减少外周及中枢神经炎性反应，降低 β 淀粉样蛋白沉积和 Tau 蛋白过度磷酸化，从而改善认知功能。最近在我国完成的一项Ⅲ期临床试验显示 GV-971 在改善认知功能方面具有显著而持续的疗效，并具有良好的安全性和耐受性。

（二）BPSD 非药物干预

非药物干预是 BPSD 的重要而有效的干预手段。由于 BPSD 受多重因素影响，因此非药物干预方法主要从对照料者、患者和环境三个方面进行：要对照料者进行专业理论和技能培训，给予照料者心理支持和疏导以及减轻照料者的负担；常用的非药物干预疗法包括回忆疗法（回忆并讨论过去的经历）、校验疗法（解决患者的矛盾冲突）、感官刺激疗法（包括音乐疗法）、芳香疗法（运用芳香植物提取油）、认知康复训练、针灸、光照疗法、重复经颅磁刺激等。其中，音乐疗法和芳香疗法在很多研究中表现出了一致性的治疗潜力；保持熟悉、安全的生活环境，尽量减少杂乱和噪声的刺激，光线明亮柔和，引导标识醒目明确，并制订简明的时间表，规律饮食和作息，规律日常行为活动等。在临床工作中应根据患者的 BPSD 情况，灵活采用上述方法。

1. 针对以焦虑、抑郁为主的情感症状群　在对有情感症状的患者进行照料时，应在最大程度上为其提供安全、舒适的环境，充分地倾听和理解，联合式音乐治疗、高频重复经颅磁刺激等干预方法有助于改善患者的淡漠、抑郁、焦虑等情绪；对于重度抑郁患者，要严防其自杀、自伤行为，及时就诊于专业机构。

2. 针对以幻觉、妄想为主的精神病性症状群　照料者应清楚地认识到幻觉、妄想是疾病的表现形式之一，当患者出现类似情况时，给予充分的理解、耐心细致地照顾，通过言语和行为的方式给予支持，可采用音乐疗法、艺术治疗、认知疗法等方法转移患者注意力，以减轻症状。提供尽可能安全的环境，保管好刀、剪、绳和煤气等危险物品，关好阳台的门窗，避免患者在精神病性症状的影响下出现自伤或伤人行为。

3. 针对以激越、易激惹等为主的行为症状群　可采用游戏活动、音乐疗法、触摸疗法、芳香疗法、光照疗法等方法改善激越症状，当患者可能对自己或他人造成伤害时，可使用躯体约束或寻求精神专科帮助。对于有外走倾向的患者，应加强防走失环境的设置，如门窗安装感应、报警装置。对于有睡眠障碍的患者应避免睡前过饥或过饱，丰富日间活动，增加光照时间，适当的体育锻炼，个性化的音乐治疗，夜间营造舒适安全的睡眠环境，避免光线及噪声的干扰等。

非药物治疗能够缓解轻中度的精神行为症状，提高患者的生活自理能力，改善社会功能。在采用非药物方式进行干预过程中，必须对 BPSD 的严重程度进行及时的评估，对病情严重、非药物干预措施疗效不佳、自伤和（或）伤人风险较高的患者，应及时向专科医师求助，在非药物干预的同时合并药物治疗。

（三）BPSD 的照护

2018 年 NCE《痴呆的评估和管理指南》强调了痴呆的护理要以患者为中心，注重提高患者生活质量。护理要根据 4 步管理流程（DICE），描述精神行为症状，调查分析原因，充分个性化评估，创造性制订应对措施，评价干预效果。

1. 异常运动行为

（1）游荡：表现为无目的地走来走去、四处游荡、出走。后果：迷路、走失、跌倒、受伤甚至生命危险。原因有以下几种。①环境刺激：吵闹、对陌生环境感到害怕、看到门口想出去。②身体需求：食物、饮水、如厕、洗澡、锻炼身体；身体刺激：呼吸空气、感受阳光、观看花草；身体不舒服：

疼痛、尿失禁、便秘、药物作用。③心理需求：无聊、鼓励、精神压抑、寻找安全感或认同感（找朋友说话、到派出所寻求保护）。④有目的有意义的努力：出于健康散步或找吃的，出于责任拿工资、接孩子、照顾老伴，出于贡献目的去单位上班、参加社会活动，出于寻找被爱想回家。⑤应对：不限制行动、明确路径、陪同散步、道路通畅、满足基本生活需求（晒太阳、散步、运动锻炼）、引导参与喜欢的家务活动或兴趣活动、协助实现愿望；外出带上身份识别器、随时陪伴；防范不良后果（门上装锁 / 挂帘子 / 装塑料罩）；接受和肯定老人的感受，不指责不纠正。

（2）收藏行为：表现为藏东西、收破烂、翻弄物品。后果：环境脏乱。原因：被窃妄想、记忆减退、节俭习惯、证明能力。应对：避免责怪和说服、妥善保管和备份、耐心帮老人“寻找”、转移注意力（吃零食、聊话题、带出门散步）；避免争论、适当清理、主动提供存放空间（没异味）或善意撒谎另放他处；为老人提供活动和感官刺激的机会、留出柜子或箱子让老人翻弄（满足需要）。不要试图控制，试着适应，只要不伤害患者自己就让他们做。

（3）坐立不安：表现为站起、坐下、动来动去。后果：跌倒。原因：沟通不良、内心焦虑、对环境不熟悉、疼痛、瘙痒、药物不良反应、生理需要未得到满足。应对：耐心询问和倾听（诉说感受、主动表达）、转移注意（找其喜欢的事一起做、外出散步）。

（4）躁动易怒：表现为烦躁、坐立不安、易怒。后果：攻击行为。原因：身体不适、需求未被满足：环境吵闹、刺激过度、不舒适；护理因素 / 关系紧张。应对：①缓解疼痛和身体不适（观察：表情痛苦、移动缓慢、姿态僵直、卷曲四肢、脸上出汗、寒战发热、喊叫、抓挠）。②建立良好的关系，动作轻柔，提供简单的选择机会，营造安全舒适的环境。③保持冷静，安慰患者，让患者放松（如听音乐、吃东西、坐一坐）。④光疗与自然光照射可以减少躁动和攻击性。⑤严重者选择奥氮平、喹硫平、利培酮治疗，与患者照料者、家人充分讨论治疗的受益和风险。⑥舞动治疗、按摩、回忆疗法。

（5）重复行为：表现为重复无目的动作（翻口袋、揉搓衣服、吸吮手指、咀嚼磨牙、摇晃双腿、穿脱袜子、收拾物品、空中抓物）、重复言语、重复提问。后果：敌对、拒绝照护。原因：环境因素、恐惧、焦虑、无聊、短期记忆丧失、生气、内心不安。应对：①有意忽略、不阻止不限制、转移注意力（做替代活动，如叠衣服、搽桌子）。②保持冷静，找诱因；不提醒，忽略行为，引导加入活动，分散注意力；宽容他们的行为。③避免责怪或说服：耐心解答（避免厌烦）、把答案写在纸条上让患者看（记忆辅助提醒，消除疑虑）、转移注意力（感兴趣的事、外出散步、参加活动）。

（6）性异常行为：表现为当众暴露性器官、不恰当地触摸异性、户外自慰、发下流言论、提不合理性要求。后果：骚扰异性、性攻击。原因：患者因素、环境因素（异性照料、色情照片、性材料刺激）。应对：对周围无影响时，给予理解、有意忽略；有严重影响时，寻求专业帮助，制订一个行动计划，必要时服药；调整照料方式，避免接触性材料或色情照片。

（7）拒绝照护：表现为拒食、拒绝更衣、拒绝洗澡。后果：易引发感染、脱水、电解质紊乱。原因：怀疑下毒、护理态度生硬、气温太冷。应对：找信任的人照护、借用老人崇拜的语言进行劝说、寻找原因；拒绝洗澡者，考虑害羞或无安全感，慢慢引导其脱下衣服，怕水者慢慢试温度触摸后再下水。

（8）抱怨：表现为发牢骚、能做的事不做、动不动投诉。后果：不配合治疗、纠缠医务人员。原因：老人内心孤独不安，想引人注意：未感受到被关注；需要未得到满足。应对：理解和包容，不争论，主动表达关心（陪老人聊天、询问需求、让其感受到被关注）。

（9）大声吼叫：表现为大声吼叫、敲打栏杆。后果：肢体受伤、影响休息。原因：长期卧床、缺乏感官刺激、表达需求和不适。应对：检查有无躯体不适，没有不适有意忽略，提供各种感官刺激（音乐、自然界的声音磁带、换色彩鲜艳的床单被罩、墙上装照片或图画、床上放抱枕或毛绒玩具），提供保护措施，避免老人受伤。

（10）哭喊或祈求：表现为“我要回家”、“救救我”、沮丧、害怕。后果：走失、不配合治疗。原因：需要安全、需要安慰、疼痛不适。应对：检查身体状况，给予安慰支持，使患者感受到关心和爱护（触摸、握手、拍背、温和说话、倾听表达、理解感受），回应不忽略。

（11）日落综合征：表现为黄昏时激动不安、烦躁困惑、迷失方向、情绪紊乱、走来走去。后果：混乱、恐惧、伤人、毁物。原因：生物钟紊乱、饥饿疲倦、疼痛不适、睡眠障碍、环境刺激（光线暗、阴影多）。应对：固定时间起床、睡眠，减少环境噪声，保持房间温度适宜，不阻止行动。白天夜间灯光尽量亮些，采取光照治疗。有条件可在早上 8：00、下午 4：00 各照 1 次，每次 30 分钟；白天带老人外出活动。

（12）当众脱衣 / 解便：表现为当众脱衣 / 解便。后果：引起围观，增加患者恐惧感。原因：热、不好脱衣服、想解大小便。应对：做好引导，协助其到旁边无人处脱衣解便（尊重隐私）；尽快擦拭干净穿上裤子、礼貌解释致歉、不责备老人，外出前温和引导如厕、排空尿便，穿着适合季节且简单的衣服。

（13）脱抑制行为：表现为说脏话、侮辱、威胁。后果：被歧视、被孤立、家人困惑。原因：记忆判断力下降、外界环境刺激、过去不愉快体验。应对：保持冷静、有效交流、尝试引导到平静的环境、倾听安慰、尽快带离现场、和家人交流了解过去的痛苦经历，不争辩、不纠正、不正面冲突，转移患者注意力。

（14）尾随 / 跟脚：表现为模仿看护人动作、跟着走、打断看护人说话。后果：走失、跌伤。原因：感到无聊或困惑、觉得自己无用、没安全感。应对：身体或语言安慰，让其参与做事如叠衣服、搽桌子，让他们摆脱无聊，感到有用和被需要；理解他们的行为，安排简单、熟悉、规律生活，说贴心的话。

（15）睡眠 / 夜间行为：表现为夜间走来走去、反复如厕、东摸西搞。后果：跌倒骨折、外出走失。原因：昼夜节律紊乱。应对：避免睡前过饥或过饱；增加白天活动的时间和体育锻炼的强度；减少夜间声音与光线刺激；白天增加晒太阳的时间。

2. 幻觉妄想症状

（1）幻觉：表现为凭空闻声、凭空视物。后果：激越、恐惧、自杀自伤、伤人毁物。原因：视听受损、认知下降、意识障碍、过去经历、环境中的不良刺激产生错觉如墙上图案、镜子反射、灯光影子、阳光倒影、电视声音、电线线路绳索管子等。应对：认真倾听（不解释、不纠正、不对抗）、陪伴安慰（不单独留房间，使用肢体语言，轻拍老人肩部，拥抱等）、理解（适当回应，站在老人角度看问题给予安全感）、引导（转移注意）、消除环境因素（拉窗帘、遮盖线路管子，遮住镜子等），对有视听觉障碍者佩戴眼镜和助听器（出门注意提醒台阶或陡坡等），做好安全防护（保管好刀、剪、绳等危险物品，远离煤气）。

（2）妄想：表现为被窃妄想、嫉妒妄想、被害妄想、被遗弃妄想。后果：紧张、恐惧、激动不安、吵闹、愤怒、攻击、自杀。原因：自我判断力下降、记忆障碍、环境因素。应对：①避免争论和否定（解释毫无意义甚至诱发攻击行为）；②倾听表达（适当回应，不要忽视和压抑），洞察老人的真实感受和需要（财富安全、子女关爱），理解认同老人的感受（不等于认错），帮助老人处理麻烦（帮助寻找、物品备份、存折上存少量钱交给老人保管，使老人有安全感）；③转移注意力（引导参加喜欢的活动如下棋、听音乐、讲笑话、散步）；④非言语安慰效果最好（拥抱、轻拍肩膀、保证其不受伤害）；⑤必要时带其就医，遵医嘱服药（帮助患者增强大脑中与记忆和判断相关的区域）。

（3）错认：表现为无法认人或叫出名字、不知道家在哪里。后果：焦虑不安、拒绝看护、不配合治疗。原因：认知下降、外界刺激。应对：理解，不纠正，避免责怪和争论，给予适当回应和提醒，简单说明，尝试用照片或符号提醒，不一味解释，想不出来就顺其自然（接受和适应）。

3.激越/攻击行为　表现为骂人、攻击（打砸、毁物、扔、踢、打、推、抓、咬、掐、拧等）。后果：伤人伤己、毁物。原因：环境不良刺激；要求未得到满足、愿望未达成（喜欢简单的生活、固定的访客，不喜欢太多的人、太杂乱的环境）；护理缺乏耐心和技巧（强迫、抗拒、感觉隐私被侵犯或人身受威胁）；沟通和态度问题（话多语速快听不明白感到沮丧、苛求老人、纠错、指责、否定、争吵，护理人员急躁、抱怨、厌恶、虐待）；身体不适（疼痛、便秘等）；情绪问题（激惹）。

应对激越：①避免与之争吵或争论（适当回避或忽略），以疏导、适时回应或转移注意力等方式使之安静下来。去除诱因，试着将患者带离诱发其出现激越与攻击行为的处境与个人，尝试将患者引导或安置于一个相对宽敞安静的环境，避免强光或强声，避免其他人员以不恰当的形式接近或围观患者。②照护者应以温柔的态度和通俗易懂的语言与患者进行交流，陪伴听舒缓的音乐、聊患者感兴趣的话题，适当采用触摸方式，如抚摸手背、触摸肩头等可使患者感到被重视，且有舒适感，照护者应明确告诉患者他们的日程安排，告诉患者将要做什么并尽量不要吓着他们，照护者应蹲下、弯腰或坐下来，以使他们是在患者视线水平内（减少压迫感和威胁感）。③增加或鼓励痴呆患者参与他们感兴趣的活动，安排与患者有共同爱好的人一起进行有趣的活动，鼓励患者讲述过去的、现在的愉快事情，将他们的注意力转移到愉快的事件上去（获取患者信任，避免激越升级）。④尽可能保持房间简洁、安静，避免强光照射。制订日常生活时间表（吃饭、睡觉、看电视、活动），减少刺激，不强迫走出房间或做不愿意做的事情（支持独立性，适时予以陪伴），分享其喜欢的零食，播放其喜欢的节目，浏览相册，听舒缓的音乐（满足需求）。⑤放好危险或贵重物品，尽可能不采取对躯体的约束措施。对于突然暴力行为者，可使用躯体约束或寻求精神专科帮助。躯体约束应尽早解除。若激越患者已持有危险性物品，则需及时报警，尽量避免进一步激惹患者，并注意保护其他患者与医务人员的安全。

应对激越的注意事项：①保持冷静，不宜掺杂个人情绪或明确表现出对患者的恐惧；退一步，与患者保持安全距离，不要靠近，避免受伤害，同时减轻患者的压迫感，但距离不宜过远。②避免激化、威胁语言与行为；友好安抚。③尝试与患者沟通，目的在于使其从自身病态营造或臆想的恶劣氛围中摆脱出来。与患者沟通时，态度温和，语言宜简单易懂，意思明确，便于患者回应或执行指令，也可防止增加患者的烦躁情绪。尝试与患者共情，有助于获得信任及平复其情绪。④善于倾听，寻找原因（身体不适、情绪问题、环境刺激），通过留意患者的言语，获知患者的内心需求，理解其行为和感受。⑤适当安抚，随机应变给予患者一些支持选项，尤其是积极乐观的选项，引导患者情绪平稳。⑥调整护理措施（提前告知），避免武力控制，避免约束或滥用药物。目前，躯体约束已不推荐常规应用于激越患者的管理。实施医疗保护性约束需满足以下条件：患者在医院内发生或将要发生伤害自身、危害他人安全、扰乱医疗秩序的行为，医务人员在没有其他可替代措施的情况下方可实施。实施保护性医疗措施必须出于医疗需要。

4. 情绪问题

（1）易激惹：表现为易发脾气、伤心流泪。后果：冲动伤人、自伤自杀。原因：不安全感、身体不适、环境变化、护理态度和方法问题。应对：理解和宽容（主动谈心、理解感受、尽可能满足合理需求）、消除不良刺激、转移注意力（促使患者忘记不愉快）、芳香疗法（镇静安神）。通过舒缓性音乐疗法、体育活动或日光浴等非药物治疗手段引发愉悦性感受，使情绪缓解或平复。

（2）情感淡漠：表现为呆板少语、无动于衷、缺乏内心体验、人际关系淡漠。后果：接触被动、难以沟通、生活质量差、被误解。原因：被忽视、缺少活动、刺激不足。应对：主动关心和照护（不忽视）、满足生活基本需求、引导鼓励老人参加活动（娱乐、简单家务、叠衣服、搽桌子，以带来愉悦和自信）、多让家人探视或播放家庭录像（陪同聊天、看照片、看儿女的礼物，引发愉悦性感受）。

（3）抑郁 / 心境恶劣：表现为抑郁、焦虑。后果：自杀、自伤。原因：身体不适、便秘、疼痛、性格问题、沟通不良、被忽视。应对：营造安全、平静的环境，接受足够的自然阳光及音乐和语言交流可有效预防和缓冲抑郁情绪，解决患者的身体不适，止痛等。对轻中度焦虑患者可以通过团体怀旧疗法、触摸疗法以及游戏疗法为其提供增加社会交往、增强愉悦感的机会。行为干预可以缓解轻度抑郁，增加或鼓励痴呆患者做他们乐意做的事情，安排与患者趣味相同的人一起参加有趣的活动，或鼓励患者讲述过去的、现在愉快的事情，将他们的注意力转到愉快的事件上去。

（4）情感高涨 / 欣快：表现为情感高涨、欣快。后果：亲和异性，乱花钱，因忙于交际或某一件事情而忘记服药、进食等。原因：过去经历、个人成就、环境过度刺激。应对：尊重患者，不强行制止，耐心倾听，适度安慰和劝说，以确保其兴高采烈 / 欣快不影响其他患者或周围人的安全；适时调整环境，安排舒适安静的环境，转移患者的注意力，避免刺激性的语言和行为；根据患者的爱好和兴趣，增加患者活动，如安排听音乐、看电视、下象棋、读报纸等活动以保持患者良好的状态。

（刘静静　王永军）

参考资料

[1] 倪红刚，彭琼，贾德利．老年人沟通技巧．北京：北京师范大学出版社，2015.
[2] 洪立，王华丽．老年期痴呆专业照护——护理人员实务培训．北京：中国社会出版社，北大医学出版社，中国劳动和社会保障出版社，2014.

第六节　认知功能训练

一、认知干预概述

痴呆的预防需要综合多因素、多种生活方式的干预，才有可能达到最佳预防和延缓痴呆进程的效果。非药物治疗，特别是认知干预，为痴呆的预防和早期干预提供了有益的补充手段。研究显示，对早中期痴呆患者进行认知干预，可改善痴呆患者的认知和日常生活能力。认知干预又分以下 3 个方面的内容。

1. 认知刺激　通常是指以团队活动或讨论的形式，采用非特异性的认知干预手段，如手工制作、主题讨论和数字迷宫任务等，以改善认知障碍患者的整体认知功能或社会功能，其干预对象主要是轻中度痴呆患者。

2. 认知康复　是指通过医生和照料者协作，采用个体化干预手段或策略，帮助认知障碍患者维持或改善某些日常生活能力或社会功能，如进食、服药和洗漱等。认知康复的实施通常是结合患者的日常生活，其主要目的不是提升患者的认知功能，而是维持和改善患者在日常生活中的独立性和关键个体功能，其干预对象主要是因认知功能障碍而导致日常生活能力或社会功能受损的患者。

3. 认知训练　是指通过对不同认知域和认知加工过程的训练来提升认知功能、增加认知储备。认知训练可以针对记忆、注意和执行加工过程等一个或多个认知域开展训练，可以采用纸笔式或计算机化的训练形式。随着计算机化训练方法的应用，认知训练可以针对被训练者的认知水平选择训练难度，并可根据训练表现进行动态调整，从而实现适应性的训练效果。目前认为，大多数的认知域具有可塑性，即针对一个认知域的训练，可以提升在训练任务和没有训练的同认知域任务上的表现。部分研究显示，认知训练的效果具有迁移性，即针对一个认知域开展训练，可以同时提升本认知域和其他认知域的表现。

认知干预是药物治疗的有效补充。一方面，针对痴呆患者，特别是轻中度痴呆患者，联合应用认知干预和胆碱酯酶抑制剂可以使患者获益更多；

另一方面，随着痴呆与认知障碍疾病干预的重点转移到痴呆前阶段，目前仍无有效的针对痴呆前阶段进行干预的药物，而认知干预，特别是认知训练，有望成为痴呆前阶段患者和痴呆风险人群的早期干预和预防手段。

（一）认知干预的目的

老年痴呆认知训练是为老年痴呆患者解决一系列问题的过程。目的是减少老年痴呆病对患者本人及其家庭、朋友和相关人员等产生的消极影响。关键是医务工作者、家属、社会与老年痴呆患者本人的四位一体的努力。

（二）认知干预的原则

1. 建立相互依赖的关系　在活动过程中注意多与老人交流，了解老人的想法、需求，与其建立相互信赖的关系，增强患者的满足感。

2. 保持平和、谦逊的态度　参与训练时不要让患者觉得是在施舍，要平和、谦逊地与他（她）一起做游戏。

3. 保持耐心　老人的反应能力较为迟钝，训练过程中要给老人时间，让他（她）按自己的速度来；当他（她）专注时少点言语干扰。

4. 保持友善　老人做对时要赞扬和鼓励，做错时不要责备，可以谈轻松的话题使其安心，委婉地给其提示。

5. 保证目的性、趣味性、个体化　许多认知训练方法主要是针对某一方面的认知功能缺陷进行的训练，要注意训练的目的性和趣味性。训练前，应根据认知功能评定结果，先对认知功能障碍进行分析和分类，然后再有针对性地制订训练计划。一般将认知功能障碍分为以下几类：智力障碍、记忆障碍、注意障碍、视空间障碍、语言障碍和情感反应障碍等。

在训练过程中，还要根据老人认知缺陷的进展情况，按照循序渐进的原则，不断地调整训练难度和内容，反复重复，逐渐巩固训练成果，才能获得满意的康复效果。由于各种认知功能障碍的发生机制和表现形式不同，因此，所选择的训练模式也大相径庭。

考虑到个体差异，在设计认知训练方案时，可发挥大数据和人工智能计算优势，对训练方案进行个体化调整。认知训练实施的方式有多种，如采用纸笔材料进行训练或借助计算机辅助程序进行训练，还可以通过虚拟现实、生物反馈等方式进行训练。

在训练剂量上，基于健康老年人的研究显示，每次训练时间不短于30分钟，每周 3 次训练，总训练时间在 20 小时以上，可以取得更加明显的训练效果。在训练方式上，一对一的训练效果较好，居家训练应该加强家属协助，或采用基于互联网的认知训练和效果监控。在明确训练目标和内容的基础上，可灵活运用训练策略，原则是个体化、循序渐进，在难度设置、训练时长上进行差异化设置以争取患者的配合。对于依从性欠佳的患者，可以尝试以游戏的形式进行记忆力训练，在形式上可以通过纸笔、实物、一般计算机程序或虚拟现实等方式进行，以争取患者最大程度的配合。

（三）认知训练的对象

认知训练的目的在于提升认知功能和认知储备，原则上只要个体有意愿就可以开展认知训练，同时可以根据不同人群认知训练的研究证据进行推荐。

1. 轻度认知障碍阶段　随机对照临床试验及荟萃分析的结果支持针对 MCI 患者开展认知训练。有对 17 项随机对照临床试验结果的荟萃分析显示，认知训练可以显著改善 MCI 患者的整体认知功能，此外，注意力、工作记忆、词汇学习与记忆以及非言语学习能力都得到不同程度的提高。有对 26 项随机对照临床试验结果的荟萃分析也显示认知训练能有效提升 MCI 患者的整体认知功能。目前大部分针对 MCI 患者开展的认知训练研究在入组时未区分 MCI 的不同亚型，部分研究选择遗忘型 MCI 作为主要干预对象。尚未有认知训练相关不良反应的报告。

2. 临床前阶段　目前针对临床前阶段，如主观认知功能减退患者开展认知训练的循证医学证据也较少。一项针对主观认知功能减退者开展的为期两个月的情景记忆训练结果显示，主观认知功能减退者和健康对照的 5 分钟和 20 分钟延迟记忆均明显得到提升。另一项针对主观认知功能减退患者的认知训练研究显示，认知训练组在短时记忆、长时记忆和智力测验上的提升都比对照组更为显著。

3. 痴呆阶段　目前在痴呆期 AD 患者身上开展的认知训练研究相对较少。有荟萃分析针对 AD 痴呆患者的认知干预研究，结果显示总体干预效应显著，但是当去掉效应量较大的两项研究后总体效应不显著；同样，涉及中度 AD 或血管性痴呆患者研究的荟萃分析也没有发现显著的干预效应。目前还缺乏针对路易体痴呆和额颞叶痴呆等其他类型痴呆患者的认知训练研究。

如何提升认知、生活自主、和幸福感——NICE 推荐

1. 提供一系列针对患者喜好的活动去提升他们的幸福感 。（不要剥夺一名患者作为人的基本权利和享受生活中小事物的能力，例如，一个患病前是工程师的人，之前也喜欢音乐，那可以通过给他乐高玩具，或者作画图纸，或者乐器，继续让他从做这些事情中得到刺激和乐趣）

2. 为认知治疗轻微至中度的患者提供小组的认知刺激治疗。（Cognitive stimulation therapy，是 UCL 的 Aimee Spector 教授的博士项目，之后中文本土化在中国香港率先开始，之后北大也有做大陆的本土化。这是唯一 NICE 推荐的项目，并且要以小组的形式才有用。虽然现在 CST 也有家庭版，即家人可以给患者做，或者网络版本，但目前证据都不充分）

3. 对轻度到中度患者，考虑往事回忆疗法。

4. 对轻度到中度患者，考虑认知康复治疗或者职能治疗来协助日常生活能力。这在很大程度上决定患者能否自理，要照顾一个会自己上厕所和洗澡的患者要容易很多，所以这部分能力要尽量保持。

5. 不要使用针灸。

6. 不要用人参、维生素 E 或其他草药配方。

7. 不要给轻度到中度患者提供认知训练。认知训练和认知刺激最大的不同是，前者是实验室里的训练，比如一直给你训练记住一组数字；而后者是生活中的游戏，比如给你 100 元钱让你去买菜，买了 10 元的白菜，还有多少钱买其他呀？前者因为是反复没有生活实际意义的训练，训练多了可能会使患者产生挫败感或者无聊感等副作用。

8. 不要给轻度到中度患者人际心理治疗。痴呆不是心理疾病，心理治疗可能没有效果。当然如果是初期认知衰退，能沟通，是可以通过心理治疗来治疗焦虑症状的。

9. 不要提供非侵入性的脑部刺激（包括头颅磁刺激）来治疗轻度到中度的阿兹海默病，除非是为了研究对比组。

4. 健康老年人　随机对照临床试验及荟萃分析的结果显示，认知训练也能有效提升认知健康老年人的认知功能。一项随访超过10年的大样本随机对照研究，研究设立了记忆训练组、推理训练组、加工速度训练组和对照组，在训练结束后、1年随访、2年随访、5年随访和10年随访的结果均显示接受训练的认知域有显著提升，但跨认知域的迁移效应不明显，同时三个认知训练组都有效延缓了日常生活能力的下降。针对健康老年人的认知训练研究荟萃分析显示，认知训练的整体效应显著，认知域中非言语记忆、言语记忆、工作记忆、加工速度和视空间功能都得到明显改善。

二、训练方法

随着老龄化的急剧发展，一系列与年龄相关的疾病接踵而至，认知功能衰退疾患便是其中之一，人口老龄化状况是决定痴呆在未来全球分布的一个关键因素。目前国内外针对认知功能衰退的研究开展越来越广泛，并且与药物治疗相比，非药物治疗更具安全性、可操作性且不良反应较少，因此越来越多的研究者更倾向于运用非药物治疗来延缓患者的认知功能衰退。

在众多非药物治疗中，认知训练最为常见，它是以大脑的神经可塑性和认知可塑性理论为基础，通过一种或多种手段联合进行一段时间的训练，来提高有认知损害患者的记忆力、注意力、感知觉、逻辑推理、判断力和执行功能等一个或多个领域的认知功能的治疗方法。

认知训练又分为单领域认知训练和多领域认知训练。单领域认知训练是指仅针对单个认知领域的锻炼；多领域认知训练是指联合两个或两个以上认知领域的训练，针对多个认知领域的综合性训练。常见的认知训练如下。

（一）记忆训练

记忆训练原则是由简单到复杂，照护者要根据痴呆患者的情况合理安排训练的强度与时间。最简单的如朗读法，根据情况让老人反复朗诵需要记住的信息，锻炼其瞬时记忆力。

此外，平常生活中常见的故事回忆、购物单回忆、本周事件回忆、人脸与名字相匹配、地点记忆、数字广度、倒叙数字、数字列表记忆、词组记忆也属于记忆训练，因此，若家中有认知功能受损的患者，可以尝试用上述方法来为其进行锻炼。

1. 故事回忆　照护者尽量用诱导的方式，鼓励患者回忆从前对患者来说比较重要的事件，对患者比较重要的事件可能会使患者的记忆深刻，借此类事件进行诱导回忆。如将需要记住的信息融入这个故事里，当患者在表达故事情节时记忆信息就会被不断地诉述出来，提示患者从事已安排好的工作。通过特定的故事回忆效果会比寻常事件要好。

2. 购物单回忆　若患者尚有行动能力，可以试着带患者去一趟超市，在购物时须告诉患者所购买物品的名称，回到家中再询问患者刚刚在超市买了哪些东西。在回忆的过程中，可以指导患者采用词语记忆法来回忆。

3. 本周事件回忆　可以指导患者按照时间顺序进行叙述，几月几号、星期几、地点、人物、事件，不要求患者每日每件事都叙述得当，只要患者叙述出一两件重要的事情就加以鼓励，循序渐进。同时也可以采取让患者利用写日子、填写表格记录活动安排等方式辅助记忆。

4. 人脸与名字匹配　这项记忆训练可以作为游戏来进行，家属可以选取患者所熟知的人脸将之做成图片，例如患者的家人、患者那个年代的明星，也可以用动物的图片，将图片对应的名字写在另外的卡片上，让患者以游戏的形式一一将之进行匹配。

5. 地点记忆　经常询问患者目前所在地的地址，或者每带患者到一个地方就指导患者识别这个地方的标志性建筑，告诉患者这个地方叫什么名字，隔一段时间之后再带患者到同一个地方，问患者这是哪里。

6. 数字训练　平常可以鼓励患者多做一些数字类的小游戏，例如，家属说一串数字，让患者复述；家属说一串数字，让患者倒背等，数字由短到长、由简到难。

在记忆训练过程中根据患者的情况建立常规的日常生活活动程序，即规律其生活作息更有利于患者记忆。

（二）推理训练

推理训练，顾名思义是为了提高认知功能障碍患者的推理能力而进行的训练。推理训练主要包括阅读训练和算术训练。

1. 阅读训练　照护者可以为患者制订阅读计划，每日 1 次，每次 15 分钟，每周 4~6 次，持续 6 个月或更久，长此以往，患者的推理能力就能够得到一定程度的改善。

2. 算术训练　家属同样可以为患者制订计算练习计划，例如做算术题：100 连续减 5 等于多少？这类题目可以由易入难。

老年人的认知处理速度及能力与日常生活能力存在联系，此外，传统的认知训练方式多为面对面教导式训练，随着通信技术的进步，近年来电子化认知训练（CCT）也逐渐增多，主要包括使用电脑进行的认知训练，基于电子设备（如智能手机、平板电脑等）进行的认知训练。这类训练以益智类的小游戏作为训练手段，让患者参与其中。作为家属或照护者，在居家照护中，可以指导患者使用智能手机等电子通信设备，指导其每日进行半小时至 1 小时的益智游戏，一周 5~7 次，持续 3 个月及以上；游戏可以更换，依据患者的喜好，难度同样由易入难。

（三）智力训练

智力活动内容很丰富，如常识、社会适应能力，计算分析和综合能力，逻辑联想能力，思维的灵活性等。

1. 逻辑联想、思维灵活性训练　从儿童玩具中去寻找一些有益于智力开发的玩具。

2. 分析和综合能力训练　经常让老人对一些图片、实物、单词做归纳和分类。

3. 理解和表达能力训练　给老人讲述一些事情，讲完后可以提一些问题让老人回答。

4. 社会适应能力训练　尽可能地让老人多了解外部信息，不要使其处于封闭的生活环境，鼓励其与他人的接触交流。对于家庭生活中的事情应当有目的地让患者参与，并给予指导和帮助。

5. 常识训练　所谓的“常识”，有相当多的内容属于患者曾经知道的、储存在记忆库里的东西，伴随病情加重而不断丢失。如果能经常提取、再储存，遗忘速度会大大减慢。

6. 数字概念和计算能力的训练　抽象的数字对于文化程度较低的老年人比较困难，更何况有认知障碍的患者，但在生活中处处存在数字概念和计算，只要我们留意，就可以有许多让患者锻炼的机会。

（四）语言训练

痴呆患者均有不同程度的语言功能障碍，护理人员要有足够的耐心，利用一切护理、治疗机会，主动与患者交流。早期用单词或短语加视觉信号来进行训练，如卡片、图片等，同时要分辨失语类型：如命名性失语主要为遗忘名称，护理时要反复说出名称给患者听，强化记忆；运动性失语主要为构音困难，护理时要给患者示范口型，一字一句面对面地教。鼓励患者读书、看报、听广播、看电视，接受来自外界的各种刺激，这些对于防止智力进一步衰退具有重要作用。当然也应注意掌握用脑的艺术，比如劝患者在工作一段时间后到室外活动一下，以转换兴奋中心。经常用手按摩头部的穴位，以提神醒脑，进一步可教患者进行计算、书写的练习。

（五）室内认知训练

可以与患者一起做力所能及的简单家务，如做饭、扫地、晾衣服、收衣服等。

和患者一起看老照片，回忆以前的事情。利用各种小工具帮助患者训练认知能力、防止记忆力衰退。

根据患者的病情，选择不同的活动。

1. 评估与观察要点

（1）了解患病情况及合作程度。

（2）评估意识状态及认知障碍严重程度。

2. 训练要点

（1）感知力训练。

①运用图片配合言语说明，进行听觉失认训练。

②视觉失认：a. 进行颜色配对；b. 出示多种物品，找出相同的物品；c. 辨认熟悉的家人和朋友的照片；d. 认知身体各个部位的名称；e. 按指令找出地图上的地点。

③单侧空间忽略：a. 用粗糙毛巾或毛刷刺激患侧肢体、冷热交替刺激患侧感知；b. 进行划消、分段线、字母删除训练；c. 用鲜艳的颜色标注书刊报纸，嘱其按标注开始阅读；d. 各种训练尽可能在患侧进行，刺激转头或转动眼睛，增强注意力。

④失用症：a. 给予本体觉、触觉、运动觉刺激，用动作而不用语言指导；b. 嘱其自己穿衣，协助其利用商标区分服装的前后，帮助其区分不同颜色的上装和下装。

（2）定向力训练：①嘱其经常看日历、钟表，纠正时间定向力障碍；②介绍周围环境，减少陌生感；③在常去的房间悬挂颜色鲜艳、简单的标志物；④协助其佩戴身份识别腕带。

（3）注意力训练：①出示字母卡，删除指定的字母同时读出来；②嘱其默数 10 秒，同时与其交谈，要求其不因交谈而分散注意力；③准备两个杯子，在其注视下用一个杯子扣在彩球上，嘱其指出有彩球的杯子。

（4）记忆力训练：①利用记事本、日程表、标签及记号等辅助物品，提示帮助记忆；②将学习的字词幻想成图像或故事帮助记忆；③采用书面材料预习、提问、评论、陈述及测试的方法帮助记忆。

3. 指导要点

（1）告知认知训练目的、方法及重要性。

（2）指导安全风险因素及防范措施。

4. 注意事项

（1）根据认知障碍的特点，实施个体化训练，由易到难。

（2）训练环境安静，避免干扰。

（3）将认知训练融入日常生活中。

（六）认知训练小游戏

1. 多米诺骨牌

（1）轻度患者

规则：看护者发牌后，患者打出一张点数对应的牌，轮流出牌，直到所有的牌都发出摆好。

（2）中度患者

规则：患者将所有的牌立起来，看护者发出第一张牌后，患者将余下的牌按对应的点数发出摆好。

（3）重度患者

规则：将牌翻开放在桌面上，让患者从所有的牌中找出相同的摆好。

2. 游戏棒

（1）轻度患者：与照料者一起玩游戏。

规则：用一根游戏棒挑出散在桌上的游戏棒，不能碰到其他游戏棒，否则就轮到对方挑，比比谁拿到的游戏棒多。

（2）中度患者：要求患者将不同颜色的游戏棒分别挑选出来，用橡皮筋扎起来。

（3）重度患者：仅要求患者挑选出一种指定颜色的游戏棒并用橡皮筋扎起来。

3. 魔方或魔尺

（1）轻度患者：要求患者玩魔方，将同样颜色的小方块转到同一面。

（2）中度患者：要求患者转动魔方，尽量按要求完成魔方的一种颜色。

（3）重度患者：仅要求患者旋转魔方，并让患者指出某种颜色的名称。

4. 跳棋

（1）轻度患者：和照料者一起按规则下跳棋。

（2）中度患者：要求患者将不同颜色的弹珠拣出来在棋盘上摆好。

（3）重度患者：要求患者在照料者的帮助下，从两种颜色中选一种摆在棋盘上。

5. 沙画

（1）轻度患者：要求患者将彩沙填入画框中，尽量让患者自己完成作品。

（2）中度患者：要求患者在看护者的协助下完成图画。

（3）重度患者：仅要求患者按照料者的要求找到相应颜色。

6. 拍气球

（1）轻度患者：可以要求患者和照料者一起用羽毛球拍拍气球。

（2）中度患者：看护者与患者面对面坐下，患者将气球拍出后，看护者用手接到并拍回患者。

（3）重度患者：在看护者的帮助下，患者用双手托住气球上下移动。

3R 疗法

在认知训练领域，有学者提出了“3R 疗法”，使阿尔茨海默病老人在自理能力、与人交流、行为和心理等方面得到改善，延缓疾病的发展进程，提高早期患者的生活质量和幸福感。这套疗法很有系统性，照料者可据此对老人进行有计划的训练。

“3R”疗法包括：往事回忆（reminiscence）、现实定向（reality orientation）、再激发（remotivation）。具体而言：

往事回忆

包括童年回忆、年轻时的经历、重大历史事件、名人、怀旧歌曲、老电影、悲伤的回忆、重要日子、喜爱的地方、喜爱的食物、我的家庭、我的成就等。借助图片、旧照片、歌曲、电影、报纸等激发老人对往事的回忆，鼓励他们谈论与这些往事有关的经历和体验。

现实定向

告知老人对自身疾病的正确认识，并进行环境记忆的训练，如让老人说出家庭住址、周围特别的建筑物和路口、具体的回家路线等。

再激发

训练者根据老人的情况，提出其感兴趣的题目，鼓励参与讨论。可以让他们自述近年来亲身经历的大事，尤其是最高兴和最重要的事情，鼓励其完整表述，并结合目前热点民生、时事问题，加以讨论。中间可穿插成语接龙、讲故事、手指操等形式。

“3R”疗法的关键在于学习、反复练习、不断强化，将训练融入日常生活，老人和照料者一起参加。

冷知识：11 种怪方法，快速提升大脑活力

大脑需要训练，因为大脑越用越灵活，越用越聪明。

训练大脑的方法多种多样。重复记忆是一种训练的方法，尝试全新的动作和体验也是有效的训练方法。这种小训练非常简单，只需要打破常规就可以了。

打破常规带来新的体验，可以激活大脑中沉睡的神经元，建设新的链接。这些新的神经元和新的链接使大脑重新获得活力，加强大脑的神经可塑性，也可以进一步增强大脑的认知储备，让大脑更加敏锐，记忆力更好。

● 换一只手刷牙

如果你平常用右手刷牙，明天早上可以换为左手刷牙。左手的动作是右脑控制的，右手的动作是左脑控制的。对于右撇子来说，右脑的使用和训练是不够的，更多地使用左手对右脑的激活有很好的帮助。

当然，对于左撇子来说，如果你平常用左手刷牙，可以换用右手刷牙。

● 走一条新的上班线路

大脑影像学研究发现，当我们执行一项新任务的时候，大脑中很多的部分需要活跃起来。当一项任务变成固定的流程时，与这项任务相关的大脑活跃区域就会越来越少。

简单地换一条新的线路走，就可以让大脑中长期不用的部分得到锻炼。

● 换一种交通工具

如果你日常开车上下班，每周拿出一天坐地铁或公交。使用新的交通工具使你得到全新的体验，也会激活大脑中平常用不到的那些神经元。

● 不用 GPS 记路线

曾经，找路和导航是大脑最重要的功能之一。而当今社会，我们对 GPS 的依赖会使人丧失找路和导航的能力。一旦尝试抛弃 GPS，我们可以重新激活大脑中的位置细胞、方向细胞、网格细胞和边界细胞。这些细胞的激活可以让海马体和内嗅皮层重拾活力。

● 把墙上的画倒过来挂

倒着欣赏一幅画，这时候，你需要动用你的右脑去理解新的画面，理解其中的颜色结构和形状关系。

倒着欣赏一幅画，简单的颠倒能让你的大脑活跃很多天。

● 闭着眼睛吃饭或喝茶

和闭着眼睛洗澡很类似，我们通过刻意阻断视觉，以加强其他感官的反应。当你闭着眼睛吃饭或喝茶的时候，哪怕只是坚持一小会儿，你都会发现你的鼻子可以闻到以前忽略的气味，你的舌头也会尝出以前没有注意到的味道。

闭着眼睛吃饭或喝茶，意味着嗅觉与味觉相关的脑区会得到更高强度的刺激。

● 捏着鼻子喝茶或咖啡

可以阻断嗅觉，强迫自己使用味觉相关的脑区去体验。不同的感官对应的脑区是不一样的。强势的感官（如视觉和听觉）会压制相对比较弱势的感官（如味觉）。当你关闭强势的感官信息以后，弱势感官会作为补偿而变强。

● 闭着眼睛走到另一个房间

在保证安全的条件下，闭着眼睛从一个房间走到另一个房间，可以训练自己的方向感和空间位置感。此时最好有家人在旁边陪护。

● 听不同风格的音乐

如果你常听摇滚乐，那么现在试一下听爵士乐或交响乐。换着听不同风格的音乐，目的是在大脑中建立新的神经链接。

● 大声朗诵一段文字

让自己的耳朵听到自己发出的声音，试着用不同的感官去感知环境，用第三只眼睛去看世界。

打破常规和习惯，尤其是陷入常规的中老年人，换一种做事的次序，换一种体验的方式。这些办法既简单易行，又有趣、有效且成本低。

重要的是，绝对不能让大脑偷懒。只要坚持不懈，就可以让大脑长期保持敏锐和活力。

像孩子一样去感受世界、学习世界吧。在锻炼大脑的同时，世界也会变得更加有趣。

三、评估与监测

（一）认知训练的疗效评估

针对认知训练的疗效评估包括两个方面，即针对患者日常认知训练的疗效监测和针对认知训练临床研究的疗效评估。

针对患者日常认知训练的疗效监测，可以与患者的定期认知功能评价相结合。通常采用经过信效度检验的量表进行，包括评价整体认知功能的量表，如简易精神状态检查（MMSE）量表、蒙特利尔认知评估（MoCA）量表以及成套认知评估量表，如记忆任务可以采用听觉记忆词表进行测试，执行功能可以采用连线测试、Stroop 等任务进行测试，语言功能可以采用波士顿命名任务进行测试等。为了评估疗效的持续性，推荐每 6~12 个月对患者进行一次全面的认知评估。随着计算机辅助认知功能测评的发展，可以选择具有良好信效度的基于互联网的认知测评工具进行疗效监测。针对个体重复接受认知功能测评可能带来的熟悉性效应，一方面可以科学设计评估间隔，另一方面也可以通过训练任务本身的成绩变化来评估训练效果，从而科学地调整训练方案。

针对认知训练临床研究的疗效评估，应注重对近迁移性、远迁移性和时效性进行评估，具体可以分解为以下指标：①训练表现出的疗效是否可以迁移到没有训练过的同认知域任务（近迁移）；②训练表现出的疗效是否可以迁移到没有训练过的不同认知域任务和日常生活相关任务（远迁移）；③训练疗效的维持时间；④推荐以阳性对照（active control，指对照组接受难度较弱或没有难度变化的认知训练任务，与 no-contact control 相对，即对照组没有接受任何认知训练任务）作为研究的对照组；⑤建议纳入可以反映神经可塑性改变的生物标志物作为疗效监测指标，如功能磁共振和电生理指标等。

（二）认知训练的动态监测

持续、高效的认知训练是保障认知训练效果的关键。由于认知障碍患者自身的疾病特点，其往往难以自主持续完成认知训练任务，因而需要医生和家属进行有效监测，督促患者进行训练。可以结合患者和训练环境的特点开展训练监测，常用的监测手段包括建立任务清单，每当患者完成一次训练就消除一次训练任务；根据患者和家庭情况建立奖赏机制，使患者愿意坚持训练等。随着互联网技术的普及，可以充分利用互联网技术进行跨场景、实时、在线监测。基于互联网的计算机化认知训练可以定时提醒患者进行训练，并监测训练任务完成情况，同时也可以协调照护者、社区医疗、专科医护人员，对患者的认知训练进行贯穿家庭、社区、医院的监测，从而便于患者认知训练的管理和训练方案调整。

案例：李爷爷，76岁，与老伴张奶奶均为国内某知名大学教授，子女均在国外工作，因故两年多未回国探望。老两口感情甚好，相互扶持，相互照顾。但不幸的是，张奶奶3个月前突发脑出血去世，对李爷爷造成了巨大打击，从此沉浸在失去老伴的极度悲伤中，终日闷闷不乐，足不出户，也不愿与人沟通交流，并感觉自己的记忆力在这3个月内下降较为明显，经常忘记自己的眼镜、钥匙等常用物品放在哪里，但对自己年轻时发生的事情记忆较好。单位同事受儿子委托到当地医院的记忆门诊做了检查，医生通过问诊后，运用简易精神状态评价量表和蒙特利尔认知评估问卷对其进行了初步筛查，简易精神状态评价量表得分为19分，蒙特利尔认知评估得分22分，简版老年抑郁筛查量表（CDS-15）得分为9分，怀疑李爷爷出现了轻度认知障碍，并伴有抑郁症状。医生建议李爷爷多与他人交流，多从事一些自己喜爱或感兴趣的活动并配合认知功能训练。

针对以上案例，护士向李爷爷介绍了他所能进行的认知功能训练内容。

1. 记忆力训练

（1）通过陪患者一起看老照片、回忆往事、鼓励讲述自己的故事等方式，帮助患者维持远期记忆。

（2）引导患者将图片、词组或实物进行归类和回忆，提高患者的逻辑推理能力。

（3）采取记数字、询问日期、重述电话号码、回忆之前出示的钢笔、眼镜、钥匙等物品名称等方法，提高患者的瞬间记忆能力。

（4）出示数种日常用品如钢笔、眼镜、钥匙等，5分钟后让患者回忆之前所出示物品的名称，或引导患者记忆一段信息，按一定间隔复述信息。如此反复进行并逐渐延长间隔时间，以训练其延迟记忆能力。

2. 定向力训练　将强定向力训练融入日常生活，选择患者与之有感情的、感兴趣的时间、地点、人物的常识性记忆进行训练和强化，可以获得事半功倍的效果。

3. 语言交流能力训练　提倡以患者能够接受的方式与之进行交谈和互动，帮助其维持口语和交流能力。过程中注重鼓励与表扬，遵循从易到难的原则。

认知功能训练建议每周实施 5~6 次，每次 1 小时，强调以患者为主体，时间和强度遵循个体化原则。

（1）可利用图卡命名或看图说话等方式锻炼表达能力。

（2）通过抄写听写、看图写字、写日记等锻炼书写能力。

（3）通过朗读和歌唱激活患者大脑的相应功能。

4. 视空间与执行能力训练

（1）参考日常生活能力量表，结合与生活技能相关的条目进行针对性训练，如穿衣、如厕、洗浴、识别钱币、接打电话、开关电视等；也可以训练更复杂的项目，如使用洗衣机、银行取钱等。

（2）如患者在训练中出现错误，应用鼓励的方式正确示教，避免责备，不要强迫患者选择和回忆。

5. 计算能力训练　根据患者的病情选择难易程度，循序渐进，以简单的算术运算为佳。

（韩旺萍　邵　园）

参考文献

[1] 中国痴呆与认知障碍指南写作组，中国医师协会神经内科医师分会认知障碍疾病专业委员会 . 2018 中国痴呆与认知障碍诊治指 (一): 痴呆及其分类诊断标准 . 中华医学杂志 , 2018, 98(13) : 965−970.

[2] 韩笑 , 石岱青 , 周晓文 , 等 . 认知训练对健康老年人认知能力的影响 . 心理科学进展 , 2016, 24(6) : 909−922.

[3] 唐毅 , 朱祖德 , 贾建平 , 等 . 认知训练中国专家共识 . 中华医学杂志 , 2019(01) : 4−8.

[4] 吕泽平 , 赵禾欣 , 吕泽 , 等 . 居家（养护）失智老人评估、康复和照护专家建议 . 中国老年保健医学 , 2018, 16(03): 34−39.

[5] 刘寒，俞祺桑，丁晓沧．轻度认知功能受损老年人的认知功能训练方法．上海预防医学，2018, 30(04)：272–276.
[6] 王佳琪，吴文源．老年人认知训练研究进展．同济大学学报（医学版），2010, 31(03): 125–128.

第七节　痴呆患者的姑息照护

一、姑息照护与安宁照护概述

（一）姑息照护概述

WHO 将姑息照护（palliative care）定义为：一种支持性照护方法，即通过早期识别、积极评估、控制疼痛和缓解其他痛苦症状，如躯体、社会心理及灵性/宗教等的困扰，预防和缓解患者身心痛苦，从而达到改善身患进展性疾病患者及其亲属的生活质量。

该定义强调了以下几个方面：①主要目标是提高生活质量，同时干预疾病进程；②强调照护的对象是患者及其亲人；③更重视预防，主要服务内容为控制和缓解疼痛和其他症状，包括躯体、社会心理和灵性等；④积极的服务方式，可用于疾病早期，也可和其他延长生命的治疗联合运用；⑤提供全面支持，帮助患者尽可能以积极的态度活着，直到死亡，帮助亲人正确看待患者的疾病过程和离世；⑥承认死亡是一个正常过程，既不刻意加速死亡，也不拖延死亡。

（二）安宁照护概述

安宁照护（hospice care）又称临终关怀，是以照护（care）而非治愈（cure）为重点，针对无法治愈的疾病的最后阶段提供支持与照护，使患者尽可能获得舒适的生活。

（三）姑息照护与安宁照护的关系

姑息照护始于安宁照护，但是不完全等同于后者，后者只是前者的一部分。从照护的连续统一体讲，患者从诊断为不可治愈的疾病那一刻起，就不同程度地接受以根治为目的及以舒缓症状为目的的干预，只是随着疾病的进展，以根治为目的的干预越来越少，以舒缓症状为主的干预性照护越来越多，到临终阶段，主要是姑息照护的干预。患者离世后，姑息照护依然为患者家属提供丧亲悲伤辅导。因此，姑息照护贯穿进展性疾病始终，由前期的姑息照护、患者临终阶段的安宁照护及患者死后对家属的哀伤辅导三部分形成连续的统体。本章重点讲述生命终末期痴呆患者的姑息照护。

二、痴呆患者姑息照护的需求

随着人口老龄化及医疗照护技术的发展，处于重度或末期痴呆症患者的人数随之增加。老年痴呆症已被认为是一种无法治愈的末期疾病，将姑息照护概念运用于痴呆患者必将成为重要课题。

（一）痴呆患者姑息照护的必要性

1. 提高痴呆患者的生活质量　随着人口老龄化，痴呆已经成为威胁老年人健康的重要疾病之一。痴呆已成为导致成年人死亡的第四位主要原因，仅次于心脏病、癌症及脑卒中。目前，我国以阿尔茨海默病为代表的痴呆症诊治存在“一高三低”现象，即发病率高，认知程度低、就诊率低、接受治疗比例更低。随着老年化进程加速，痴呆患病率也会快速成长。随着疾病的进展，患者会逐渐丧失生活能力，无法独立行走或站立，长期卧床，伴有关节僵硬、肌萎缩、肺部感染、营养不良或压力性损伤等多种并发症，同时出现叫喊、哭泣、烦躁不安、昼夜颠倒等精神和行为症状，影响患者的生活质量。对于痴呆患者，除了早期发现与诊治、处理中期行为问题之外，还要关注患者的舒适照护，提高患者的生活质量。

2. 减轻家属和照护者的负担　由于我国文化特征及痴呆患者的医疗保健措施缺乏，家庭是患者的照护主体。随着痴呆的程度加重，患者需要 24 小时不间断看护，给家属照护者（如子女、配偶等）带来巨大的心理压力、沉重的生活负担及面对患者病情持续恶化所带来的慢性哀伤。“一人失智全家丧志”，很多照护者会出现压抑、焦虑、抑郁等心理问题和生理上的不适，姑息照护将照护者作为服务对象，可以有效改善照护者的生活质量。

（二）痴呆患者姑息照护的影响因素

老年痴呆症与癌症或其他末期疾病不同，痴呆症患者姑息照护的需求很高，但是大多数的痴呆患者没有接受理想的姑息照护，主要与以下因素有关。

1. 病程长、疾病变化轨迹不明确　痴呆与癌症的病程不同，癌症患者通常在生命的最后几个月或几周会有明显的功能退化，疾病病程也相对清楚及容易预测。虽然老年痴呆症的病程是一个长期的、渐进的发展过程，但是其变化却是细微的，老年痴呆症病程从 2 年到 15 年不等，即使到疾病末期，有时仍可存活 2~3 年，因而影响姑息照护的使用。

2. 缺乏有效的预后预测　明确的预后可以让患者及照护者对疾病的进展有合理的期待和准备，因此，预后是临床决策及使用安宁照护的重要依据。很多姑息照护和安宁照护的服务对象为生命在 6 个月之内的患者。痴呆症的病程往往是一个长期的、渐进的发展过程，很难判断预后。家属、医生及照护人员都很难决定姑息照护开始的时间。

3. 决策困境　患者的愿望是姑息照护决策的核心。通常癌症或其他疾病末期患者可以表达他们对治疗及照护的愿望，但重度痴呆患者很少能表达他们对治疗及照护的意愿，除非患者能于痴呆早期预立医疗指示。然而，目前痴呆症患者早期预立医疗指示现象并不普遍。而晚期痴呆症患者认知已经严重受损，已无法完成预立医疗指示。

晚期痴呆症患者存在严重认知障碍，由家属（代理人）决定患者健康照护决策，通常家属（代理人）做出不给予或撤除治疗决策时会面对较大的压力，且家属成员之间的意见往往难以统一，因而常进行不必要的医疗处置，影响姑息照护的应用。

4. 姑息照护的政策和资源缺乏，无法满足患者需求　为痴呆患者提供姑息照护需要团队的协作，共同讨论决定进入姑息照护的时机，制订晚期痴呆患者姑息照护指南，安排患者病情进展过程中的各种治疗和护理措施。目前美国、中国的台湾地区均有针对痴呆症及相关诊断使用姑息照护服用的适用资格、姑息照护机构及专业医护团队，我国大陆地区这方面的资源较少，影响姑息照护服务的利用。

三、预立医疗照护计划

（一）预立医疗照护计划概述

1. 预立医疗照护计划　预立医疗照护计划（advance care planning，ACP）起源于英国“医疗服务体系”中生命末期照护计划，属于优先次序照护的一部分。预立医疗照护计划是指在个体意识清醒、具有决策能力的前提下，依据个人价值观、信念，与患者家属及医护人员共同参与讨论，对自己将来病情恶化、面临生命威胁且丧失表达能力时，表明自己的医疗护理意愿的过程，包括愿意接受怎样的医疗照护（如是否心肺复苏、呼吸机辅助呼吸、人工营养等）做出的安排与指示。其目标是患者、医护人员、家属（代理人）一起沟通参与，做出最佳有效的医疗决策准备。最终目的是尊重患者的自主选择权，提高生命末期患者的照护质量。预立医疗照护计划是一个沟通及护理计划制订的过程，它的结果必须以文件或其他交流工具的形式记录保存。

2. 预立医疗指示　预立医疗指示（advance directives，AD）是一个正式法律声明，指个人在意识清醒并具备决策能力的情况下，预先以文件形式陈述其将来失去决策能力时所接受或拒绝的医学治疗与个人价值观、信仰和（或）个人指定的医疗选择代理人，该文件需由两位见证人见证和签名后，才有法律效力保障。预立医疗指示具有时效性，在个人决策能力不足并被诊断为生命末期、不可逆转的昏迷或持续植物状态时生效。预立医疗指示包括生前预嘱（living will）与医疗决策委托人（durable power of attorney）两种形式。生前预嘱是患者在健康或意识清楚时签署的，说明在不可治愈的伤病末期或临终时要或不要哪种医疗护理的指示文件，即生前预嘱是一份本人在清醒时自愿签署的文件，明确表达本人在生命末期希望或放弃使用什么种类的医疗护理，包括是否使用生命支持系统（如气管切开、人工呼吸机或心脏电击等）及如何在临终时尽量保持尊严等。医疗决策委托人即患者事先指定一人，当患者将来丧失决定能力时，该人将会代表患者的意愿而行使对医疗选择的同意权。

3. 预立医疗照护计划与预立医疗指示的关系　预立医疗照护计划包含了预立医疗指示，但预立医疗指示只是预立医疗照护计划的结果之一。预立医疗照护计划不局限预立医疗指示的签署，还包括个人、亲属及医务人员之间沟通讨论价值观、信仰、护理目标等问题。因此，预立医疗照护计划更能促进医务人员和家属理解患者意愿。

（二）预立医疗照护计划的实施流程

2014 年《ESMO 姑息治疗临床实践指南》提出了预立医疗照护计划的实施流程图。它分别从患者层面、医疗机构层面明确了实施过程中要承担的任务。

1. 患者（或医疗决策委托人）层面的任务　①医务工作者告知患者疾病

的进程，确保患者（或医疗决策委托人）理解；②考虑制订预立医疗指示；③决定制订预立医疗指示；④制订预立医疗指示（当有医疗决策委托人时，委托并告知医疗决策委托人）；⑤对预立医疗指示进行重新评估并更新：⑥记录发生更改的预立医疗指示。

2. 医疗机构层面的任务　①转述患者的预立医疗指示；②应用和实践预立医疗指示（当有医疗决策委托人时，识别替代医疗决策委托人的职责）；③评估判断整个实践流程。

（三）痴呆患者的预立医疗照护计划

1. 痴呆患者不同阶段照护目标　欧洲姑息照护协会（EAPC）建议根据老年痴呆的进程而设定不同的照护目标。在认知功能完整时应着重防治疾病、健康促进和维护及延长寿命；当认知功能减退时，照护目标应包含维持功能、延长寿命及最大程度让患者感到舒适。老年痴呆症患者可有多个照护目标，因病情严重程度不同，侧重目标也不同。如中度痴呆患者，维持功能与舒适照护的优先级高于延长寿命；重度老年及濒死痴呆患者，最大程度让患者舒适为主要照护目标；患者死亡后，照护目标是对家属的哀伤支持等。

2. 与患者及其家属沟通预立医疗照护计划策略　预立医疗照护计划需要照护团队与痴呆患者、家属或照护决策代理人间良好的沟通。

（1）与痴呆患者沟通姑息照护策略：①全面了解痴呆患者，包括生命史、家属、朋友、兴趣、喜好和对生命末期照护的看法；②依痴呆患者的特点，运用沟通的技巧与原则（详见与痴呆患者进行有效的沟通章节）；③在患者尚能主动表达其喜好、价值、需求和信念的轻中度痴呆期与其讨论预立医疗照护计划，并形成书面文件签字确认；④使用简单易懂的用词，清楚告知患者身体、认知和精神行为方面疾病进展结果；⑤与患者、家属和（或）照护决策代理人共同讨论生命末期照护目标，充分讨论不同照护选择的优势及可能造成的不良后果，内容包含心肺复苏术、呼吸器使用、创伤性治疗（如抽血检查、气管插管、外科手术等）、住院、人工营养 / 给水、抗生素使用、其他预防性的筛查等。

（2）与痴呆患者家属沟通姑息照护策略：①将家属尤其是照护决策代理人纳入痴呆患者的预立医疗照护计划，定期讨论及修正照护计划；②家属除有照护负担外，还承担着痴呆患者逐渐丧失决策能力的慢性哀伤及需代理决策的压力，沟通过程中应注意其情绪反应，并给予支持；③当痴呆患者的健康状况改变时，清楚告知家属或决策代理人患者的病情变化及后续不同照护选择的优势及可能造成的不良后果；④即使痴呆患者已有生前预嘱或预立照护决策代理人，在照护决策过程中仍有可能出现决策不一致的状况，当家庭成员对痴呆患者照护决策不一致时，需安排家庭会议与照护小组一起进行讨论，形成一致的医疗照护计划。

四、晚期痴呆患者的姑息照护

（一）姑息照护的主要内容

姑息照护就是当疾病无法治愈时，将患者舒适作为最基本的照护目标，让患者在有限的时光里安详、舒适、有尊严而无遗憾地走完人生的旅程，即舒适照护。姑息照护由痴呆照护专业人员及安宁姑息照护专业人员组成的照护专家提供。晚期痴呆患者姑息照护的主要内容如下。

1. 以照护为中心　照护目标是最大程度地降低患者身体、情绪及精神方面的痛苦，使患者感到舒适，提高患者的生活质量。

2. 维护患者的尊严　只要患者还有能力，要保证患者享有制订医疗护理方案和选择死亡等权利，照护过程中要保护患者的隐私、维持患者的生活方式。

3. 根据患者健康状况及需求变化及时调整照护目标　患者、照护决策代理人或家属与照护小组成员保持开放及持续的沟通，确定照护目标，提供最好的照护。

4. 维护患者家属的身心健康　在患者疾病过程、濒死及死亡后各阶段对家属心理及需求进行调试和支持。

（二）患者舒适评估与处置原则

良好的姑息照护要及时处理所有可能造成患者不舒适的疼痛及其他生理症状。重度痴呆患者丧失语言沟通能力，无法用语言表达不适和需求，其身心状况与需求主要通过行为表达。照护者需定期评估痴呆患者的身体状况（如口干、出汗、呼吸不顺畅或呼吸费力、排便改变、皮肤状况改变如抓伤、擦伤等、吞咽能力改变等）、疼痛问题（表现为叫喊、表情痛苦等）及精神行为（如精神错乱或无反应、行为退缩或躁动、睡眠混乱或不安稳等），发现痴呆患者不舒适的感觉或行为症状，寻找原因，及时处理。

运用预期照护模式，即在患者没有饥饿及口渴之前就提供食物和水；还没有疼痛或疼痛不严重时进行疼痛处理；疲惫前安排休息。同时，尽量安排固定人员进行照护，以熟悉痴呆患者的状况，及时满足其需求。

（三）身体舒适照护

1. 口腔照护　晚期痴呆患者无法自行完成清洁口腔的任务。照护者要为患者进行口腔照护，减少口腔感染等疾病发生，具体方法如下。

（1）患者清晨醒来、夜间入睡及进餐之后，进行口腔清洁；清洁口腔前，评估口腔状况，是否有红肿、破损等，照护过程中动作轻柔，避免造成伤害。

（2）如果患者已经出现吞咽困难或呛咳，禁止漱口，避免因漱口液误吸导致肺部感染，可使用棉棒或纱布为患者擦拭清洁口腔。

（3）随着疾病进展，患者可能无法按照照护者的言语指导进行张口或咬合牙齿，照护者可通过动作示范或直接为患者服务，过程中密切关注患者的反应。

2. 进食照护　晚期痴呆患者会因咀嚼及吞咽反应延迟、咽喉肌无力等生理变化导致进食困难及营养不良。常见情况有拒食拒饮、食物或饮水含在口中或从口中溢出、食物卡在喉咙、进入肺部造成呛咳、吸入性肺炎、窒息甚至死亡等。晚期痴呆症患者突然出现吞咽问题或进食障碍，首先需排除急性与可逆性的医疗问题，如感染、药物不良反应、卒中、便秘或牙齿问题等，针对问题进行处理。若患者无急性与可逆性医疗问题或医疗问题处理后仍存在进食困难，首选经口喂食，具体方法如下。

（1）为患者营造一个安静的进餐环境。

（2）提供患者喜欢、软烂、容易咀嚼和吞咽的食物，少食多餐、全天候供应食物。

（3）自由化饮食。即本来患者因糖尿病、心脏病、高血压而限制饮食，在痴呆重度阶段时不再限制饮食，可提供患者喜欢的食物和液体，帮助患者享受美味。

（4）保持正确的坐姿。进食时让患者坐直，下颌稍向前倾；如果患者头向后仰，需把头转移到前倾的位置。

（5）给予一口量食物，进食结束后，检查患者的嘴巴确保食物已经咽下。

（6）一旦患者发生咳嗽，立即停止喂食，休息半小时后再尝试。如果呛咳得厉害，需要医护专业人员评估和处理。

（7）如果患者将食物含在口中久久不咽下，可轻触患者的嘴角或下颚，帮助患者咀嚼和吞咽，如果患者仍不吞咽，将食物从患者口中挖出。

（8）如果患者食欲降低，病情许可时可增加活动量、少食多餐或提供口服营养补充剂。

患者生命末期体重下降明显或完全拒绝进食时，家属或照护决策代理人需要做出是否营养支持或管饲喂食的治疗决定。如果患者已经预立医疗照护计划，按照预立医疗照护计划执行。如果患者没有预立医疗照护计划。医护人员应清楚说明人工营养方式、目的、优点和危害，由家属或照护决策代理人决定适合患者的营养方式。

3. 皮肤照护　晚期痴呆患者的皮肤失去弹性，容易被擦伤，另外，由于长时间卧床，患者身体局部皮肤容易形成压疮。一旦患者的身体出现压疮或擦伤，影响患者舒适体验，还可能引起感染等并发症。照护者可采取以下方法为患者提供皮肤照护。

（1）每天为患者擦拭或清洗身体，保持皮肤洁净，擦拭时动作轻柔，让患者感到舒适。

（2）擦拭或清洗时，检查患者的皮肤状况，是否有红肿、淤青、擦伤或压疮；擦洗后涂上润肤露或凡士林，保持皮肤湿润，避免干燥。

（3）保持患者皮肤清洁干燥。随时留意患者的衣服、被单、一次性内裤或尿布垫是否干爽、平整，一旦发现患者皮肤处于潮湿污秽中，要及时清洗。

（4）定期为患者翻身，翻身次数根据患者的移动能力、是否使用减压工具决定，定期检查患者全身尤其是脚跟、臀部、肩膀、背部及肘部等容易受压部位是否有压疮。一旦发现压疮，立即寻求医护人员帮助。

4. 骨骼和关节照护　晚期痴呆患者的骨骼、关节变得脆弱，可能会出现肘部、膝盖、臀部和下肢疼痛，且容易受伤，长期卧床患者容易关节僵硬。照护者要保护患者骨骼，维持关节的活动度，让他们感到舒适，具体方法如下。

（1）使用垫子保护关节部位，特别肘关节、膝关节和踝关节。

（2）在关节部位轻轻涂抹润肤液或凡士林。

（3）保持关节适度活动。活动前可先热敷关节，让肌肉放松；活动时动作轻柔，切忌强行弯曲或拉伸关节，以免造成骨折或伤害；活动范围从手、肩到腿、脚，每个关节活动 3~5 次，每天 2 次。

5. 排泄照护　晚期痴呆患者会出现大小便失楚、泌尿系统感染、便秘或腹泻等情况。照护者可提供以下帮助。

（1）使用尺寸合适，粘贴松紧适宜的一次性内裤，床垫上铺透气性尿布垫。

（2）对于仍有一定身体行动能力的晚期痴呆患者，照护者应鼓励和帮助患者适时如厕（详见痴呆患者日常生活照护章节）。

（3）无行动能力的患者，根据患者的排泄规律，每隔一段时间检查患者一次性内裤或尿布垫，发现尿便立即更换，清洗皮肤，擦干后涂润肤露或凡士林，保持患者身体洁净。

（4）密切观察患者的大小便情况。如果出现便秘、腹泻、尿量减少、尿频、尿液颜色改变、排尿便时发出呻吟哼叫、发热等不正常的情况，应及时寻求专业人员帮助。

（四）行为问题的识别和照护

1. 行为问题识别　晚期痴呆患者可能出现的行为症状有激越和躁动、大喊大叫或呻吟、面部表情扭曲、睡眠紊乱或不安稳等。上述行为问题可能导致抗精神病药物及身体约束的使用，影响患者生活质量，是痴呆患者姑息照护的重要内容。

2. 行为问题照护

（1）运用预期照护模式，提前满足痴呆患者的需要，不要出现行为问题了才处理。

（2）当出现行为问题时首先评估患者基本需求是否得到满足，如是否饥饿、口渴、太冷、太热、大小便、需要移动身体等。当患者基本需求得到满足，身体再度获得舒适时，行为问题就会消失。

（3）如果采取上述措施后行为问题仍未获改善，要寻找造成行为问题的根本原因（是否有身体不适、疼痛、药物副作用等），消除可能导致行为问题的因素。

（4）使用分散注意力等技巧处理患者行为问题。

（5）如患者疼痛被排除及使用非药物策略后行为问题仍无法改善，应寻求专业人员帮助。

（五）疼痛管理

疼痛是身体、情感和精神上的令人不快的体验。疼痛在痴呆患者中很常见，尤其是晚期痴呆症患者。据统计，52% 痴呆患者在生命最后两周有疼痛体验。未被察觉及治疗的疼痛会对痴呆症患者身体、心理、情绪及精神造成不良影响，影响患者舒适；同时，晚期痴呆患者失去言语描述疼痛不适和寻求帮助的能力，疼痛也是引发患者行为问题的主要原因，表现出哭闹、叫喊、呻吟等激烈行为，或食欲减退、多睡等退缩性行为。因此，积极的疼痛管理是姑息照护的主要价值之一。

1. 疼痛的识别与评估　积极处理疼痛必须首先发现患者的疼痛问题，临床常使用疼痛评估量表评估患者的疼痛程度。随着认知功能的下降，重度痴呆患者无法使用传统的疼痛评估量表评估疼痛。可使用重度老年痴呆症疼痛评估量表（表 3–28）记录患者的症状和体征，进而确认患者是否有疼痛问题，衡量疼痛强度。

表 3–28　重度老年痴呆症疼痛评估量表

分数				
项目	0	1	2	计分
呼吸	正常	偶见强力呼吸 短时间过度换气	大声强力呼吸、长时间过度换气潮式呼吸	
令人不快的声音	没有	偶有呻吟或呜咽 负面语言	反复大叫、大声呻吟、哭泣	
面部表情	微笑或无特殊表情	愁苦、惊恐、皱眉	痛苦表情	
身体语言	方式	紧张、痛苦步态、烦躁不安	僵硬、握拳、蜷膝、推搡、抓打	
安抚	不需	可通过语言、抚摸分散注意力或提供安慰	无法以安抚、分散注意力或提供安慰	
总分				

注：0 分，没有疼痛；1~3 分，轻度疼痛；4~6 分，中度疼痛；7~10 分，重度疼痛。

2. 疼痛照护

（1）预防是首要工作。照护者为患者提供日常生活照护的时候，采取必要措施，防止患者出现感染、压疮、皮肤撕裂等情况，照护过程中动作轻柔，避免引起患者疼痛。

（2）患者出现疼痛时首先寻找疼痛的原因如骨骼关节疼痛、牙龈疼痛等，给予针对性的处置。

（3）使用非药物方式缓解患者疼痛，如维持及更换舒适体位、使用冷热敷、提供喜欢的食物、按摩、播放喜欢的音乐等。

（4）如果疼痛仍无法缓解，联系专业医护人员使用药物缓解疼痛发生。

（六）停止复杂无效的医疗处置

由于身体各项功能减退，晚期痴呆患者逐渐出现进食困难、营养不良及反复感染等问题，最终导致全身器官衰竭死亡。目前国内晚期及终末期痴呆患者常见医疗处置为将患者送至医院进行各项密集检查与干预，如管饲喂养、静脉输液补充营养及水电解质、使用抗生素治疗各种感染、心肺复苏术治疗心脏衰竭等。这些措施的实施结果常常背离姑息照护原则，影响晚期痴呆患者的生活质量。

1. 无效的检查及治疗　住院常以治愈疾病为目标，常进行复杂繁多的检查及治疗。研究显示，约 70% 的痴呆末期患者临终前 6 个月反复入院接受各种检查及治疗。对于重度痴呆患者而言，许多治疗如管饲喂养、呼吸机使用等不仅无效还可能造成创伤，降低生命末期质量。姑息照护的方法在家庭及照护机构执行，也可达到相同的效果，因此，应避免将末期老年痴呆患者送往医院，即使决定送往医院治疗，家属也应与医生沟通，停止不必要的检查及治疗。

目前专家共识认为药物对重度痴呆患者已不再有显著益处，建议停止使用治疗痴呆的药物、降血脂药物等药物治疗。

2. 管饲喂养及静脉输液　进食困难是重度老年痴呆症的重要特征。患者进食困难常见的应对措施为管饲喂养，国外以放置经皮内镜胃造口最为常见，国内大多以鼻饲为主。过去一直认为管饲喂养能减少患者的饥饿或口渴症状、延长患者寿命、预防吸入性肺炎、改善营养不良及压力性损伤等并发症。但目前研究显示，管饲喂养无法改善重度痴呆患者营养状态或压力性损伤，也不能预防患者发生吸入性肺炎，相反，可能因吸入唾液及胃逆流物而引发吸入性肺炎。另外，为避免管路被患者拔出，常对患者采取身体约束或化学性约束措施，影响患者的舒适度与生活质量。

因此，末期痴呆患者应尽量避免管饲喂养，经手喂养是较好的选择。经手喂养就是协助患者经口进食，提供的食物以安全可口为目标，不考虑均衡饮食和足够热量，如果患者口干时，每半小时补充 1~2 ml 水分或用水擦拭口腔及嘴唇；当患者不舒服或拒绝进食时就停止进食，不使用管饲喂养。痴呆患者末期身体会通过降低代谢率及能量消耗维持代谢平衡，很少有饥饿感，如果有饥饿感，少量食物就能满足，不需要额外维持水分，没有管饲喂养不致饿死。

人工输液是给末期患者补充水分或营养的常用方法。研究显示，人工输液会延长濒死过程，造成患者疼痛、肿胀及其他与输液有关的症状，增加临终前的痛苦。因此，有学者指出减少人工输液可以让末期老年痴呆症患者更舒服。

3. 抗生素治疗　反复感染与发热是痴呆患者常见的临床并发症，尤其是呼吸道及泌尿系统感染。重度痴呆患者使用抗生素的主因是感染。目前对生命末期患者使用抗生素治疗感染尚有许多争议，虽然抗生素可以治疗感染造成的不舒适，且使用者存活率比未使用者高，但是可能引发反复感染、恶心、呕吐等并发症而降低患者舒适性。

欧洲姑息照护协会（2014）建议，若以缓解感染症状、增加舒适为目标，抗生素可能适用于治疗感染，但若用抗生素达到延长寿命的目的，则需慎重考虑使用抗生素的决定。因此，生命末期痴呆患者是否使用抗生素需个别化考虑，治疗前应先确定疑似感染的最低条件，且必须与痴呆患者和（或）家属的照护目标一致。如果痴呆患者和（或）与家属决定使用姑息照护，使用解热剂、吗啡、给氧等方法处理发热、呼吸过快及呼吸困难等肺炎症状，可达到和给予抗生素治疗一样维持舒适的效果。

4. 心肺复苏术　有研究指出，心肺复苏对于严重衰弱或患有严重疾病的患者几乎无效，急救也容易造成肋骨断裂、肺脏破裂等生理损伤。建议终末期痴呆患者避免使用心肺复苏术。

（七）精神和情感支持

照护者不仅要照顾晚期痴呆患者的身体需求，同时要关注患者的情感、心理和精神方面的需求，让患者获得愉悦和慰藉。

照护者首先要了解患者的生活和工作经历、喜好和特长，在日常照护中融入情感和心理照护，通过音乐、芳香、抚触按摩、宠物、感官刺激（如让患者看到喜欢的景色或物品等）等与患者达到有意义的连接，也可通过宗教传统、祷告、歌曲等提供精神方面支持，满足患者独特的情感、心理和精神需求。如果患者在机构内由专业人员提供照护，应鼓励家庭成员参与照护，即可给患者、家属情感支持，也可减轻家属的精神压力及愧疚感。

（八）患者濒死前症状及舒适照护

1. 濒死前症状　痴呆患者大多是逐渐衰竭而死亡，在此期间通常出现以下生理变化和临床表现。需要说明的是，不是每个濒死前患者同时出现所有症状，也不是所有的症状都会出现。

（1）循环衰竭：表现为脉搏微弱而不规则，血压下降，皮肤苍白湿冷（以肢端、耳鼻为明显），手脚渐冰凉，口唇指甲呈灰白或青紫色，皮肤可出现淤血斑点，尿量可减少。

（2）呼吸衰竭：出现呼吸困难，如张口呼吸，鼻翼呼吸、潮式呼吸（呼吸浅慢逐渐变为深快，然后再由深快变为浅慢，随之出现一段呼吸暂停之后，又开始如上变化的一种周期性呼吸）或临终呼吸（双吸气、叹气、点头样呼吸等），用力急促呼吸等；濒死喉声，是患者濒死时从喉咙间发出的“嘎嘎”声或“格咯格咯”声，系濒死患者喉头肌肉松弛无力，无法有效清除分泌物所致。

（3）胃肠道功能紊乱：表现为恶心、呕吐、腹泻、食欲减退、大小便失禁等。

（4）体温失常：出现高热或低体温。

（5）肌张力减弱及丧失：表现为周身软瘫，患者仰卧时全身和床褥伏贴，并有下颌下垂、嘴微张、眼窝内陷、上睑下垂和吞咽困难等症状。

（6）感觉变化：视觉首先减退，开始只能视近物，以后只存光感；各种深浅反射渐渐消失，最终瞳孔对光反射、吞咽反射和听力完全消失。

（7）意识改变：出现如嗜睡、意识模糊、昏睡和昏迷等。

2. 舒适护理

（1）将患者安排在适宜的环境，有条件者尽量单间安置。

（2）保持室内空气新鲜，如果患者呼吸短促或呼吸困难，予以鼻导管给氧，必要时可使用药物缓和呼吸困难症状。

（3）抬高床头或将枕头垫高、适时变换体位，让患者感到舒适。

（3）密切观察疼痛反应，持续规律使用镇痛药与调整剂量。

（4）保持个人卫生，做好患者皮肤、头发、口腔、鼻腔、眼睛及指甲的护理，保持患者清洁舒适。

（5）听觉是濒死阶段最后消失的感觉功能，照护者及家属可通过按摩、握手、轻轻抚摸、小声说话、哼唱或播放患者喜欢的歌曲为患者提供情感支持，缓解患者焦虑情绪。

（刘风兰　王国君）

参考文献

[1] 刘瑛, 袁长蓉, 徐燕. 关于姑息照护与临终关怀的讨论. 中华护理杂志, 2008, 43(4): 376-377.

[2] 杜静, 宋洁, 石作荣. 晚期老年痴呆症患者姑息照护的研究进展. 解放军护理杂志, 2013, 30(16): 38-41, 45.

[3] 谢淑萍, 杨希, 杨璨, 等. 预立医疗照护计划的发展现状与前景. 护理学报, 2019, 29(22): 19-23.

[4] van der Steen JT, Radbruch L, Hertogh CM, et al. White paper defining optimal palliative care in older people with dementia: A Delphi study and recommendations from the European Association of Palliative Care. Palliat Med, 2014, 28(3): 197-209.

[5] 傅中玲, 陈正生, 欧阳文贞等原著, 陆骊工, 李朝晖, 陈旭东等修编. 老年痴呆症照顾指南. 沈阳: 辽宁科学技术出版社, 2020.

[6] 洪立, 王华丽. 老年期痴呆专业照护——护理人员实务培训. 北京: 中国社会出版社, 北大医学出版社, 中国劳动和社会保障出版社, 2014.

第四章 照护者自我调适

目前，国内关于老年痴呆的研究不少，而对于其照护者的关注却较少。在我国，绝大多数痴呆患者在家中接受照顾，家庭照护者长期背负着沉重的经济负担和精神负荷，其心理状态直接影响家庭照顾的效果与老人的康复及预后。因此，应重视照护者所面临的困难及承受的心理压力，及时给予帮助及指导，共同关心痴呆患者的生活，提高老人及其照顾者的生活质量。

照顾痴呆患者是一项困难和充满压力的活动。作为长期应激源，会影响照护者自身的身体健康状况。简单实用的身心放松技巧和方法，能帮助保持照护者良好的身心状态，更好地照顾老年人。

第一节 照护者的基本要求

一、相互信任

照护者与被照护者相互信任是进行长期照顾的基础。即使是普通人，在长期的互动中如果没有信任，简单的事情也会变得复杂。在痴呆早期，老人的生活基本能自理，除记忆外，思维基本接近常人，因为疾病的原因，他们变得敏感。如果没有信任，就会给照顾工作带来许多麻烦。尤其针对痴呆患者，一定要使其对照护者产生信任与依赖，才会更好地对老人进行引导和训练。

二、体谅、尊重痴呆患者

痴呆患者曾经都是健康的人。他是你的家人，也许是朋友，曾经他照顾你，支持你，现在换成你来报答他。即使他们现在病了，仍然还存在着微妙的自尊。

要尊重老人，体谅老人。

要学会换位思维，假设自己患病，希望别人怎么对待自己，就应该怎样去对待患病老人，尊重患病老人也就是尊重自己。

尽管患病老人有时的行为很幼稚，不可思议又无可理喻。但需要记住的是，他们不是正常人，你不能期望他们还继续保持正常人的思维。体谅他们，以体谅的心态看待他们，也是对自己心态的调节。否则，为他们的行为生气、抑郁，也是在损害自己的心理健康。体谅别人的同时，自己也在间接受益。保持良好的心态，并不能直接减轻照顾量，但却能改变自己对照顾老人的感受。在微妙的互动中，若能得到老人的配合，照顾负担也能减轻一些。

三、保持愉悦的心境

（一）包容

用一颗包容的心去面对痴呆患者出现的行为问题，以及给日常生活带来的各种困扰。

（二）豁达

生活中的一些不如意让人烦恼、气愤，如果让这些情绪累积在心里，长此以往，就会影响身心健康和正常的生活。豁达能把沉重变得轻松，把烦琐变得简单，把平凡变得有趣。豁达是一种自我精神的解放，是一种对待生活的乐观态度，让人变得开朗、乐观、积极向上。照护者在面对痴呆患者的行为症状时，如用豁达的态度来调节，会使照顾生活变得更美好。

（三）乐观

当面对压力、挫折时，主动改变自己的消极心态，就会从苦难中解脱。同一人和事，以不同的心态、不同的角度去看会有不同的结论，就会产生不同的情绪。与其在消极心态中自我折磨，倒不如改变自己的心态，积极乐观地去面对。微笑面对生命中的一切，积极乐观地生活，化解一切不良情绪带来的压力，能得到更多的快乐和成功。

（四）不抱怨

面对生活中的困难和困境，有些人会选择抱怨，而抱怨不能使现状有任何改善，还会使问题恶化，把自己的心情弄得更糟糕。无休止地埋怨对自己本身就是一种伤害。抱怨会扩大生活中许多负面的东西，会使情绪越来越焦虑。

“自知者，不怨人，知命者，不怨天，怨人者穷，怨天者无志。”简单的几句话就能道明其中的深意。所以，停止抱怨，以不抱怨的态度对待生活，生活处境也会随之改变。

第二节　照护者的常见压力

痴呆患者的家庭照护者面临来自生理、心理、社交、经济等各方面的压力。老人的病程越长、病情越重，照护者的心理负担越重。研究显示，在照护痴呆患者的家属中，80% 以上遭遇不同程度的情绪和心理问题。照护者可能在重重压力之下成为隐形受害者，甚至转变成患者。此外，照护者的状态也直接影响着家庭照顾的质量及老人的康复和预后。

一、照护者常见的负担及压力

（一）照顾负担

长年累月地照护痴呆患者，工作繁重、琐碎，常会影响照护者自身的健康状况。

（二）精神负担

从某种意义上说，患上老年期痴呆，最痛苦的不是老人本人，而是照护者。随着疾病进展，老人的思维变得简单、幼稚，对外界的不良刺激缺乏情感体验，与家属间也无法进行深层次的交流。照护者无法与老人交流，且要面对外界的议论等，常常有较重的精神负担。

（三）人际关系与社交压力

照护者长期忙于照顾老人，与他人的交流机会大大减少，缺乏娱乐活动，使其精神需求无法满足，生活质量也随之降低。

（四）经济负担

老年痴呆是经济负担第三重的疾病，仅次于癌症和心脏病。据统计，痴呆患者每月的药费人均接近 2 000 元。此外，家庭照顾者还要承担其生活、照顾及保姆等费用，这些都给家庭带来沉重的负担，尤其是对于无医疗保障者，其负担更沉重。

二、照护者常见的情绪压力

在照护痴呆患者时，照护者也将经受相当大的情绪上的压力。照护者须及时了解自己的情绪变化，有助于减轻压力。

（一）哀伤

当个人感到失落时，哀伤是一种很自然的反应。如果患痴呆症的老人是照护者亲近的伴侣、父母或朋友，当照护者越来越有失去他们的感觉时，哀伤的情绪就会油然而生。痴呆患者随着病情的发展会出现不同的问题，当照护者刚适应或接受了老人的一个问题，另一个新问题又出现了，照护者的心情随之起伏，最后当老人连照护者都不再认识时，照护者越来越有失去他们的感觉，照护者会觉得非常难过和哀伤。

（二）负罪感

当老人的行为让照护者感到窘迫时，照护者可能会忍不住加以责骂，生他的气，或是萌生要放弃继续照顾、将老人送到养老院的念头。每当这时，照护者就会产生负罪感，感到对不起他。

（三）愤怒

照护者愤怒的情绪可能是错综复杂的，这种愤怒情绪可能是针对老人的，也可能是针对自己的，甚至是针对医生的，或是针对当时整个照护环境，这些都可能会让照护者觉得非常生气。

（四）困扰及困惑

患病老人会在公共场合出现一些不适当的行为，这会让照护者感到相当困窘。如果不带老人出门活动，不利于老人的恢复；但如果带老人出来，老人的一些行为会让照护者措手不及。这些情况都会困扰照护者。

（五）孤独

为了照护痴呆患者，许多照护者脱离了自己的社交生活，把大部分时间都花在家里和照护老人身上，因此，痴呆患者的照护者是孤独的。为了好好地照护老人而与社会脱节，失去了自己的朋友，这种孤独感也使照护者很难处理好照护过程中不断出现的问题。

三、照护者常见的压力征兆

照护者因为长期的照护，有时甚至不分昼夜，几乎没有休息时间，这对照护者来说是个不小的挑战。另外，很多时候照护者的工作不被人理解，常常觉得委屈而无人诉说，会使照护者产生压力。照护者压力太大，对老人和照护者来说，都不是好事，既会影响照护者本人的健康，也会影响其对老人的照护。

（一）照护者常见的压力反应

1. 否认　不承认此疾病及其对患病老人产生的消极影响。如“他很快会好的”。

2. 愤怒　对周围发生的事情表示愤怒，对患病老人或其他人愤怒，抱怨疾病无药可彻底治疗，抱怨其他人不体谅。如“同样的话一问再问，快被弄疯了”。

3. 退缩　对社交圈和社会活动的兴趣减少。如“我不想参加聚会，也不想和他们一起活动”。

4. 焦虑　对于即将发生的事产生不理智的担忧。如“要是明天我累倒了，他可怎么办呀”。

5. 沮丧　当患病老人的病情不见好转时，出现情绪低落，开始怀疑自己的能力。如“从明天开始，不想再管了”。

6. 疲倦感　觉得自己已没有精力完成本可以完成的事务。如“做不动了，找人来换我吧”。

7. 睡眠障碍　睡眠不好，心事重重。如“休息时间辗转难眠”。

8. 烦躁易怒　烦躁不安，常为微不足道的小事发脾气。如在菜市场因小事和卖家发生口角。

9. 注意力不集中　注意力不集中，做事出差错。如把需要干洗的衣服扔进了洗衣机。

10. 健康问题　照护者自身健康出现问题。如“胃病又犯了”。

综上所述，照护者会因为精神压力过大而产生以上种种反应。所以照护者在照护老人时，要先照顾好自己，学会给自己释放压力，才能照顾好老人。

（二）照护者压力自测

如果照护者有上述反应，可以用如下的照护者压力自测表（表 4-1）来测试目前的压力状况。如果有较大压力，要及时寻求帮助和指导，以进行调节。

表 4–1　照护者压力自测表

你是否经常觉得： （1）不得不亲自做所有的事，总觉得还有很多事没做完。 A. 是这样　　　　　　　　B. 不是这样的 （2）对原来的朋友、自己的兴趣爱好和自己的小家庭都已经疏远了。 A. 是这样　　　　　　　　B. 不是这样的 （3）总是担心你照顾的老人是否安全。 A. 是这样　　　　　　　　B. 不是这样的 （4）对财务和健康问题感到非常焦虑。 A. 是这样　　　　　　　　B. 不是这样的 （5）否认这个疾病给你和家人带来的负面影响。 A. 是这样　　　　　　　　B. 不是这样的 （6）为你和老人之间的关系出现了跟以前不一样的变化觉得沮丧或悲伤。如配偶之间由原来的被呵护变成了要做看护人。 A. 是这样　　　　　　　　B. 不是这样的 （7）当老人表现出异样时变得非常愤怒和感到失败。如老人重复说同样的话，问同样的问题，反复做同一件事时。 A. 是这样　　　　　　　　B. 不是这样的 （8）自己的健康出现问题。 A. 是这样　　　　　　　　B. 不是这样的

第三节　照护者压力的自身调节与应对方法

照护者如果能很好地调节压力，不仅有助于照顾老年人，更有利于自身的健康。

一、自身照顾

照护者需有充分的心理准备及体力准备。在照护过程中，合理安排自己的生活起居，保证饮食的营养搭配和良好的睡眠，每天至少有 1 小时的空闲时间，通过外出散步、聊天、听音乐等活动放松自己、缓解心理压力。若条件允许，寻找相关的机构或组织提供喘息服务或暂托服务，最好能保证每周有 1 天不照护老人，充分地放松休息。

二、修正错误认知

大部分老人及照护者对老年期痴呆的认知存在一定误区。当老人被诊断为痴呆时，部分照护者认为这是老年人正常的衰老过程，否认老人患病，或认为痴呆无法治愈而拒绝治疗，故丧失了早期治疗的宝贵时机。直到疾病中晚期，老人出现精神行为异常且无法照顾时才带老人就诊。因此，照顾者需要学习老年痴呆相关的健康教育知识，并进行相关的心理教育，修正照护者的认知误区。

三、培训照顾技能

许多照护者对于老年痴呆症知识缺乏，感到无助。因此，应学习和掌握老年痴呆症的病理、临床表现、治疗、护理、康复等相关的知识和技能，克服误区，减轻照顾负担。随着痴呆患者病情的变化，照护者将迎接新的挑战，必须求教或寻求相关的资源及咨询，了解、学习与病程相适应的知识与照护技能，尽快适应新的角色，处理新的问题。

四、接受老人患病的现实

目前，尚无根治老年痴呆的方法，而照护者最难做到的就是接受现实。因此，需调整对预后的期望，积极治疗，精心照护，达到延缓病情发展，提高生活质量，维持社会功能的目的。

五、寻求支持系统

（一）家人、朋友、邻居

当照护工作与责任堆积得越来越多，最终会达到难以承受的极限，应该寻求家人、朋友甚至邻居的帮助，避免危机的产生。朋友及家人是非常重要的支持来源，可以改善照顾者与老人之间的关系。在照护老人的同时，可多和家人、亲戚、朋友等倾诉，倾诉是预防照护者出现情绪问题的有效途径。

（二）医护人员

照护者可以寻求医护人员的帮助，医护人员可以提供照顾信息，让照护者在照护痴呆患者时更加得心应手。

（三）照顾者互助团体

照护者互助团体又称自我互助团体，是照护者寻求帮助的另一个重要资源。如北京大学精神卫生研究所于 2000 年率先在国内组织阿尔茨海默病（AD）医患联谊会，该医患联谊会是由专业人员和家庭照护者共同组成的非营利性支持性团体，该联谊会为照护者提供了一个照护信息交流的机会，让照护者共同讨论照护上的问题，分享彼此在照护过程中的积极感受，交流照护的经验和不足，并向专业人员寻求解决方法。

在很多国家都有老年痴呆协会，他们可以帮忙找到这种支持团体或帮助成立这样的团体。照护者可以积极参加痴呆照护者的互助小组，或社区专门服务于家庭照护者的机构和组织，在小组活动中分享照护的经验和不足。也可参加有心理治疗师指导的团体心理辅导。通过这些活动，提高照顾者自我价值感，缓解心理压力。

（四）寻求专业人士的帮助

若照顾者近期出现疲惫、头痛、无助感、挫败感、生活无望感，甚至轻生等情绪且自身无法调节时，需及时寻求医师或心理咨询师的帮助，对自身的健康状况、心理状态进行评估与治疗。

六、减压方式

照护痴呆患者是一个体力活，也是一个心理活。若不懂得自我调节，压力便会慢慢聚集，最终会导致身心健康问题。所以，照护者要学会给自己减压，可以通过以下方式减压。

（一）保持愉快的心情

讲讲笑话或看幽默的电视、电影，或看一本喜欢的杂志、书，或者跟朋友开开玩笑，保持幽默，偶尔可以自嘲一下，看到生活中光明的一面，都有助于摆脱失落情绪，使心情愉快。

（二）面对现实

人不是万能的，现实可能比想象糟，没关系，只要尽力了，不强求自己。对不能控制的事物不要硬归咎于自己，顺其自然，面对现实。

（三）自我鼓励

被照顾的痴呆患者也许已经不能在言语上给予鼓励，但照护者要学会自我鼓励，使自己更加坚强。

（四）放松法

可采用各种放松减压方法，如花几分钟做瑜伽，可使肢体舒展，深呼吸几下能帮助紧张的神经放松。

（五）积极态度

积极面对现实，而不是消极接受。无论何时，都要学会心怀希望。学会积极面对，给自己正能量。

（六）照顾自我

只有先把自己照顾好了，才能照顾好老人。所以无论照顾老人的工作有多么繁重，都要留出时间照顾自己，包括泡热水澡、午休、慢跑、享受美食等。

（七）保持与外界的接触

照顾痴呆患者是一项艰巨而长期的工作，不要因为照顾老人而封闭自己，要经常与朋友保持联系，参加朋友聚会，跟朋友通电话，发发牢骚，都可以减压。

（八）获取更佳照顾方法

跟医护人员保持良好沟通，定期安排老人复诊，多搜集疾病和护理信息，也可参加各种相关的讲座，了解更多信息，以便采取更佳的照顾方法。

（九）采取轮班制或安排托养服务

照护者应适当休息，跟家人或其他照护者商量，轮班照顾，短时间休息期寻求朋友和邻居们的帮忙，或寻找机构安排托养。

（十）寻求社会资源

了解社会上相关的资源和服务，获取相关的政策支持，利用相关部门、组织、团体等社会资源寻求帮助。

第四节　终末期痴呆患者家属的压力调适与情感支持

一、终末期痴呆患者家属压力

老年痴呆症患者进入末期阶段，家属压力主要来自以下几个方面。

（一）患者病情逐渐恶化压力

面对患者病情持续恶化所带来的慢性哀伤；无法与老年痴呆症患者进行

有意义的信息交换，产生巨大的失落感。

（二）照护决策压力

患者丧失决策能力，家属需进行许多性命攸关的照护决策，决策过程艰难与痛苦，且经常会让决策者感到愧疚及矛盾。

（三）患者死亡压力

无法预知老年痴呆症患者死亡，不忍面对患者遭受的痛苦。

（四）患者死亡后调适压力

不知如何适应老年痴呆症患者死亡后的生活。

二、压力调适与情感支持

（一）协助家属减轻决策压力

1. 老年痴呆症患者在轻中度时期能主动表达其选择喜好、价值、需求和信念时尽早与其讨论预立医疗照护计划，并建议签字确认生前预嘱及预立照护决策代理人。

2. 需要家属进行医疗决策时，医疗团队尽可能提供清楚且完整的信息协助家属做决定，包括疾病进程、预后、并发症及有限治疗选择的利弊，同时提供伦理困境的讨论机会及心理支持，并协助转介所需的社会资源，如安宁照护机构等。

（二）鼓励家属参与照护

参与照护末期老年痴呆症患者可以减轻家属的罪恶感与失落感，照护团队可协助家属通过五种感觉器官（味觉、触觉、视觉、嗅觉、听觉）与老年痴呆症患者互动。如用乳液按摩患者的手或脚，帮患者梳头发，与患者一起看有色彩的书或图片、念患者熟悉的诗歌或祈祷文、唱患者熟悉的歌、带一些患者喜欢并能够品尝的食物如冰激凌、酸奶等、握着老人的手、与老人到户外享受自然空气阳光等。

（三）协助家属面对老年痴呆症患者的临终

1. 向家属宣教濒死征兆（详见患者濒死前症状），当出现以上症状时，患者的生命可能以日或时计算。

2. 提供单独安静的房间，将鲜花、照片等物品放于床旁，在房间洒上患者喜欢的味道。

3. 在濒死过程中鼓励家属通过感谢患者、重拾记忆及赞颂患者一生等方式与患者建立连接，让家属感受到意义。

4. 当死亡接近时，有些人需要得到承诺，才能安心地离开，可建议家属温和地告诉老年痴呆症患者会永远爱他，让他可以放心离开。

（四）提供哀伤辅导和支持

1. 哀伤心理支持应贯穿整个疾病进程。随着老年痴呆症患者认知功能减退，家属经历了长时间及多次大小不同的失落与哀伤，长期情绪低落。老年痴呆症患者死亡后，家属需面临永久丧失亲人的哀恸，影响更大，所需支持也更多。

2. 提供哀伤支持。哀伤是正常反应，家属需要一段时间调整丧亲后的生活与角色，关怀、陪伴与倾听是最好的支持，照护团队可以通过打电话、网络或访视，提供善别辅导（接受现实）、推广宁养服务（临终患者及家属的心灵服务）、宣传生死教育等方式进行哀伤辅导。

3. 若家属的哀伤反应过大或过久，则应转至专业心理或辅导机构进一步治疗。

4. 哀伤辅导的实施。哀伤辅导的形式主要有个人心理治疗、同伴支持干预、团体支持干预、在线干预等。提供辅导的人员可根据丧亲者的哀伤风险进行选择，可以是亲友、经过培训的志愿者、社区团队，也可以是医生、护士、心理咨询师等医疗保健专业人员。开展地点可以在医院、社区、疗养院等实际场所，也可以是网络上的虚拟场所。首先是对丧亲者进行哀伤风险评估或心理测评，然后根据测评结果对丧亲者进行相应的干预，经过一段时间的干预后再次对丧亲者的哀伤进行测量并对干预效果进行评价。

（韩旺萍　邵　园）

参考文献

［1］许毅，胡健波．老年痴呆早期防治与家庭护理．北京：金盾出版社，2012.

［2］纪康宝．减压心理自救处方．北京：中国华侨出版社，2004.

［3］陈树强．成年子女照顾老年父母日常生活的心路历程．北京：中国社会科学出版社，2003.

［4］孙丽欣，姜旭，车程，等．安宁疗护中主要照护者预期性悲伤的研究进展．长春中医药大学学报，2021，37（03）：700−703.

［5］刘珍，张艳，余自娟，等．老年痴呆患者安宁疗护的研究进展．中华护理杂志，2019，54（04）：598−602.